がんはなぜ生じるか

原因と発生のメカニズムを探る

永田親義　著

ブルーバックス

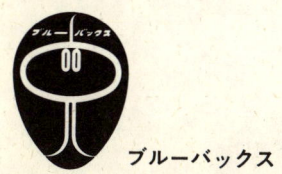

カバー装幀／芦澤泰偉事務所
本文写真p57, 59 ／ PPS通信社
本文図版／さくら工芸社

まえがき

何年か前に、がんはなぜ生じるか、という題で書くように講談社ブルーバックス出版部に依頼されたが、それは問題があまりにも大きすぎて躊躇していたのと、当時発がんメカニズムについて決定的な結論といえるものはなかった。問題がもっとはっきりしたら書こうと思いながら時が過ぎたが、状況はむしろ混沌としてきた感がある。そこで結論のない現状をそのまま書くべきであると考えるに至った。

がんはなぜ生じるかについて、がんをつくるものは何か、それがなぜがんをつくるかに分けて考え、前半ではがんをつくるものを取り上げた。それらを、確かな発がん物質、それに準ずるものおよび発がんに関わるものに分けて説明した。

ベンツピレンなど確かな発がん物質については何世紀にもわたる研究の歴史があり、これらの成果の上に現在の研究が築かれている。したがって単に物質名を挙げるのではなく、歴史的背景のなかで取り上げた。確かな発がん物質に準ずるものとしてのタバコや発がんに関わるものとしての食物・栄養は二〇世紀半ば頃からヒトのがんとの関連で大きく研究が展開されてきたものである。その歴史は浅いがいま最も活発に研究が進められており、社会一般の関心も非常に高い。そのため、これらについてなるべく詳しく述べることとした。

後半では発がんメカニズム研究の現状を概観した。がんはDNAに起きた突然変異を原因とする説が現在最も広く知られており、一つのドグマになっている。しかしこれ以外のものを否定するものではなく、多くの異論もあって結論はまだ得られていない。また、発がんの場はDNAかタンパク質かについても両論があり、まだ決着はついていない。これらのことを含めて、がんはなぜできるかについての研究がいまどの段階にあるかを、わかりやすいように山登りにたとえて説明した。

著者は一九八七年に『ヒトのガンはなぜ生じるか』(講談社ブルーバックス)を出版し、当時の発がん研究の最前線を紹介した。それから二〇年の間に、発がんメカニズムの研究は大きく進展し新しい知見が数多く得られたが、前述のように状況は未だに混沌としている。一方、がんに関して人びとの関心は近年益々高まる傾向にあり、そのためがんに関してたくさんの情報が溢れているというのが現状である。しかし、それらが整理されないまま断片的に提供されるため、一般の人たちにむしろ戸惑いと不安を与えることにもなりかねない。

本書では「何ががんの原因になり」「それがなぜがんをつくるか」を著者なりに分類整理し、読者が全体を正しく把握できるように説明することを心掛けた。なお、ヒトのがんを中心にしながらも、動物を含めてがんというものがなぜ生じるのか、そのメカニズムを探る研究の現状について述べた。本書が発がんの問題について正しく理解する上での一助になれば幸いである。

著　者

もくじ

I章　がんとは一体何か

人類最大の難病

がんはなぜ生じるか、それは現代の人類が直面する最大の難問の一つであり、これを明らかにすることは、現代科学に課せられた最も緊急を要する課題である。

二〇〇三年発表の世界保健機関（WHO）の統計によると、二〇〇〇年の世界のがん患者は約一〇〇〇万人（男約五三〇万人、女約四七〇万人）で、このうち六二〇万人が死亡した。さらに二〇二〇年のがん患者数は一五〇〇万人になる恐れがあると予測しており、まさにがんは文字通り人類病である。わが国でも、いまやがんによる死亡は年間三二万人（二〇〇五年は三二万五〇〇〇人余）を超えて死亡原因の圧倒的一位となっている（図I-1）。

このためがんについての人びとの関心は非常に高く、それに応じてがんに関するたくさんの情

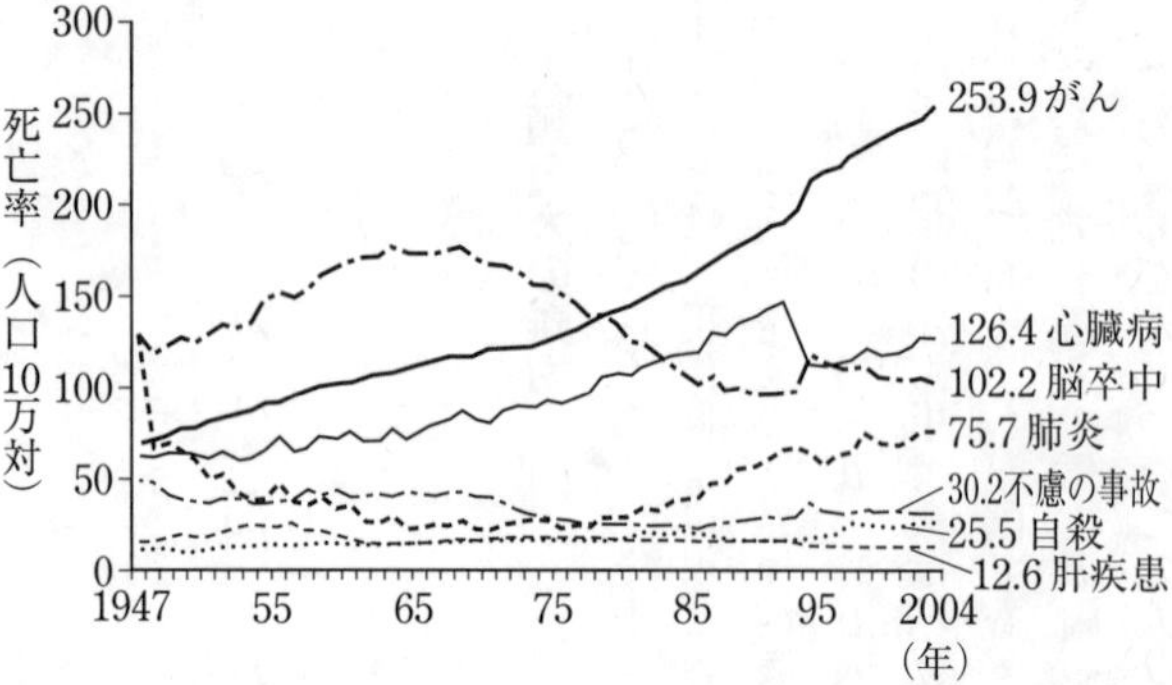

図Ⅰ－1　主な死因別にみた死亡率の年次推移（厚生労働省人口動態統計）

報がメディアを通じて提供されて、がんについては多くのことを社会一般が知るようになった。それらの多くは治療や予防に関するものであるが、それだけでなく、がんはどんなものかということについての知識も多くの人たちがもつようになっている。すなわち、がん細胞は正常細胞に比べて細胞分裂が盛んで、正常細胞を押しのけて異常に増殖するために生命に関わる恐ろしい病気であるということが一般に語られている。また、がんが命に関わる恐ろしい病気なのは、たとえば胃にできたがんが肝臓、肺といった他の臓器に転移するためであり、これががんの大きな特徴であるということも広く知られている。これらは確かにがんがどんな病気かということを正しく言い表していることは間違いない。

がんの最も大きな特性

しかし、これはがんという病気を現象面からとらえたものであって、がんの本質を言い表したものではない。というのは、細胞分裂が盛んなのは確かにがん細胞の大きな特徴には違いないが、これはがん細胞だけに特有の現象ではなく、たとえば胎児細胞の細胞分裂はがん細胞よりも盛んであり、またがんによっては細胞分裂はそれほど盛んでないものもある。したがって、がんの定義として細胞分裂が盛んであるというのは正確ではない。また、体内のいろいろの臓器に転移することをもってがんを定義するのも適切ではない。一つの病気で体のいろいろの臓器や場所に発症するものは、結核をはじめとして他にもあるからである。

したがって、がんとは何かについてすべてのがんを含めて正しく定義するには、他にみられないがん特有の性質、つまりがんの本質とは何かを知り、それに基づいてなされなければならない。それにはまず、がんは生命の基本単位である細胞の病気であるということを知ることであり、さらに生命とは何かということを考える必要がある。

生命とは、個体を形成する何十兆もの細胞が整然とした秩序統一体として活動する現象である。たとえば胃の細胞は消化の役目を果たし、肺の細胞は吸入した酸素を血液に載せて体内の到るところに送り出す役目というように、それぞれの機能を分担して統一体としての生命を維持している。このように生命は、それぞれ特有の機能をもつ細胞が、互いに秩序を保ち協調することによって維持されているが、あるときこの細胞群のなかに秩序を乱す無法者が現れ、これが勝手に増殖を続けてついには統一体としての己の生命を脅かす深刻な状態ががんという病気である。

以上のように、がん細胞の本質、つまり正常細胞にない特有の性質は、統一体の秩序を無視して勝手に増殖を続けるということであり、これががんの定義にほかならない。このような秩序を無視した勝手な振る舞いのわかりやすい例として、正常細胞は傷が癒えてもとに戻るとそこで分裂を止めるが、がん細胞はいつまでも分裂を続けてどんどん盛り上がっていくということがよく引用される。これは傷が癒えると統一体として分裂停止の指令が出て正常細胞はこれに従うのに対して、がん細胞は指令を無視して分裂を続けるからである。

さらに厄介なことは正常細胞はアポトーシス（計画的死）によって適時に死ぬのに対して、がん細胞はいつまでも生き続けることである。たとえば試験管内で正常細胞は約五〇回ほど分裂するとあとは分裂を止めて死ぬのに対して、がん細胞は無限に分裂して生き続ける。これもがん細胞の特性であり、がんという病気が厄介な理由である。

がんは自然科学全分野の対象

以上にみられるような無法者の細胞ができるのは、ヒトはなぜ生まれたかというのと同じく生命現象の一つの現れであって、これは生命とは何かということと深く関わる問題である。このため国内はもちろん、世界中で膨大な数の医学者ががんの研究と治療に従事しているだけでなく、広く自然科学全分野の興味と研究の対象になっているのである。

すなわち生命現象の本質に関わるという点で生物学、細胞学の対象となることは当然であるが、物理学、化学、分子生物学、薬学、栄養学など自然科学の広い分野にわたって研究者の興味の対象になっている。

このように、科学の全分野が総がかりで全力を挙げて立ち向かわない限り、がんはなぜ生じるか、という問題は解決できないのである。実際、一九六二年に国立がんセンターが発足し、病院と併設して研究所が設立されたが、研究所のメンバーは上述のような広い分野にわたっていた。たとえば著者らの生物物理部も医学、数学、物理学、化学、薬学、農芸化学など広い分野にわたる多彩なメンバーから成っていた。

以上のことからわかるように、病気に限らず、科学の全分野のなかで、一つの課題にこれほど広い分野にわたってたくさんの研究者が取り組んでいるものはほかにないであろう。

何（what）がなぜ（why）

世界を挙げてこれだけ多くの研究者が努力しているにもかかわらず、がんはなぜ生じるかという問いに対する確かな答えはまだ得られていない。これは前に述べたように、がんは通常の病気と違って生命現象そのものの一面であり、現在の科学は生命とは何かをまだはっきり説明できる確かな知識を得る段階に至っていないからである。

がんがなぜ生じるか、というとき、問題は二つに分けて考えられる。一つは何（what）が原因かということであり、二つにはそれがなぜ（why）がんをつくるか、ということである。現在、これらについて何もわからないということではなく、かなりのことがわかっていることも事実である。とくに何が原因かについては、長い研究の歴史のなかでたくさんのデータが積み上げられてきた。そこで本書では前半で何ががんをつくるかについて述べ、後半でそれらがなぜがんをつくるかについて考えることとする。

まずがんをつくるものであるが、それは多種多様であり、その数は膨大である。しかもそれらががんをつくる様式や活性の程度も大きく異なる。すなわち、放射線や化学物質ベンツピレン（正式の学名はベンゾ(a)パイレンであるが、本書では一般に広く知られているこの名称を用いることにする）のように単一物質で、しかも確実にがんをつくるものもあれば、タバコのように、それ自身確かにがんの原因物質であるが、その中に含まれているどの成分ががんをつくるかがよくわからないものもある。さらに、食物・栄養のようにそれ自身発がん物質ではないが、その中に含まれる何かががんの原因になると思われるものもある。このようにがんをつくる、いわゆる発がん物質にはいろいろのものがあるが、一般にこれらが一緒に論じられるために混乱と誤解を生じやすい。したがって、以下本書では発がん物質をベンツピレンのような「確かな発がん物質」(Ⅱ〜Ⅲ章)、タバコのような「確かな発がん物質に準ずるもの」(Ⅳ章)、および食物・栄養のような「発がんに関わるもの」(Ⅴ章)に分類して論ずることにする。

一方、がんがなぜできるかについても、これまでにかなりのことがわかってきたことは事実であり、とくにがん遺伝子やがん抑制遺伝子の発見によってがん研究が大きく進展した。そのため、これで発がんのメカニズムはすっかりわかったかのように考える風潮もみられる。さらに、がんはDNAの突然変異がきっかけで起きるという考え方が一種のドグマとして広く一般に広まっている。しかし、がんはなぜできるかという問題は、がん遺伝子やDNAの突然変異ですっかり解明されたと言えるほど単純ではない。そのことについては本書の後半(Ⅵ〜Ⅷ章)で取り上げる。

山登りにたとえる

いまの発がん研究の状況を一言でいえば、かなり多くのことはわかってきたが、確かな答えはまだ得られていないということである。しかし、このような曖昧な言い方は理解しにくい。そこで具体的にイメージできるように、がんがなぜ生じるかについての研究を広い裾野をもつ雄大な山の登山にたとえて説明しようと思う。

麓《ふもと》には至るところにたくさんの登山道があって、人びとはそれぞれ頂上を目指して登っている

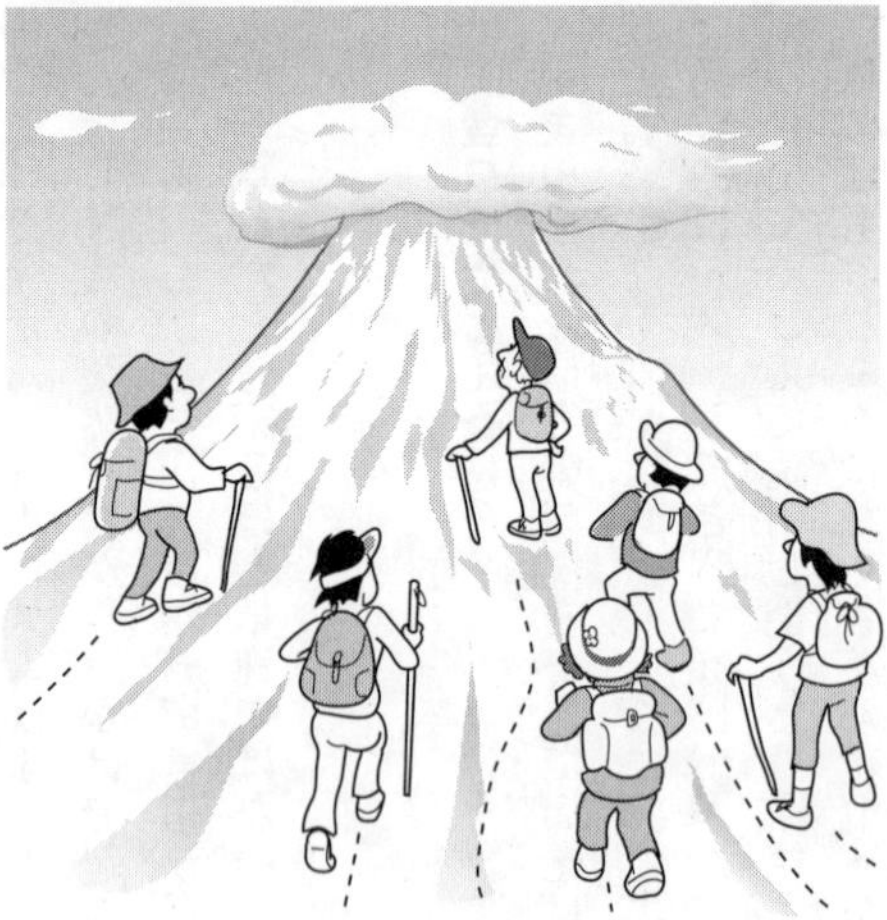

図Ⅰ－２　山登りにたとえる

（図Ⅰ−２）。どのルートの登山者も、ほぼ五、六合目辺りまで到達しているが、そこから上は嶮《けわ》しくて容易に登れない。というのは、七、八合目から上は雲に覆われてなかなかその姿を見せず、人びとがそれ以上登ることを拒んでいるからである。厚い雲が時に薄まることがあって、頂上付近の山容をチラリと見せることがあり、登山者は一瞬その容姿を思い画《えが》くが、すぐまた厚い雲に覆われてしまって確かなことはわからなくなってしまう。

　また、五、六合目辺りまで登ってきた登山者のなかに、自分のルートで経験した事実をもとに頂上付近の山容の全体像、つまりがんがなぜ生じるかについての理論や仮説を提唱する者もいる。しかし、しばらくするとそれは他のルートを登ってきた登山者たちによって否定されて消えていく。このようなことのくり返しが続いてきたのががん研究の歴史であり、現在もそのような状態が続いている。

以下、がんの原因について何がわかっていて何がわからないか、またそれらがなぜがんをつくるのか、そのメカニズムについてどこまでわかっていて、どこからわからないかについて、登山者が山登りのどの地点にいるかを具体的事実に沿って眺めていくことにする。

もちろん、この分類や山登りで表現した研究段階などは著者の独自の判断によるものであり、学界でこのようなことがなされているわけではない。ただ、これは現在のがん研究の状況から大きく逸脱したものではないと著者は考えている。

Ⅱ章　確かな発がん物質

1　職業がんとその原因物質

発がん物質のなかで一般に最もよく知られているのはベンツピレンである。これは確かな発がん物質の典型であるだけでなく、職業がんの原因物質として見出された最初のものでもある。ナフチルアミンや塩化ビニルその他の確かな発がん物質も以下に述べるように、人類の歴史のなかで文明の進歩に伴って生まれた新しい職業に人びとが従事するなかで、次々と発見されたものである。

がん研究の複雑さの原因の一つは原因と結果が一対一に対応しないことであるが、職業がんと呼ばれる一群のがんはほとんどの場合原因と結果が一対一の関係にある。それは、職業がんは発がん物質に濃厚に曝露《ばくろ》する職場環境で起きるため、がんの原因物質の同定が比較的容易だからである。そのため、職業がんががん研究の歴史の扉を開くことになった。

煤がん

一七七五年、ロンドンのセント・バーソロミュー病院の外科医パーシバル・ポットは煙突掃除人に多くみられる陰嚢《いんのう》がんは、掃除中に皮膚に付着した煤《すす》が原因と考え、これを煤がんと命名して学会に報告した。これが科学研究の対象としてがんが取り上げられた最初であり、職業がんとしてその後のがん研究の先駆をなした点で極めて重要な業績である。

ポットは陰嚢がんの原因物質を煤と断定したが、煤は純粋な単一物質ではない点で原因と結果が一対一に対応するという言い方は正確ではない。しかし、煤でがんができることがわかったので、その中のどんな成分が原因かを確かめるための実験が可能となった。この点で煤がん発見の意味が極めて大きいことはいうまでもない。

なお、煤がんについては非常に傷ましいことに多くの子供がこのがんの犠牲になった。すなわち、子供に煙突の中のハシゴをよじ登らせて煤を払うという苛酷な労働をさせ、これらをクライミングボーイと呼んだ。四歳からこの仕事に従事し、八歳で陰嚢がんになった子供もいたという。いまでは信じがたいことだが、これはそんなに遠くない一九世紀後半の英国の出来事である。このような苛酷な労働を子供に強いることを禁ずる法律ができたのは、ようやく一八七五年（明治八年）になってからである。

タールがん

煤がんの発生が産業とは無関係の庶民の日常生活のなかの出来事であったのに対して、一八世紀から一九世紀前半にかけての英国を中心にした産業革命は、新しいタイプの職業がんを生み出すにいたった。すなわち、産業の発展に伴う石炭使用の増大で、石炭乾溜《かんりゅう》工業従事者や石炭タール（コールタール）を用いた道路舗装工事従事者に皮膚がんの発生が多くみられ、これをタールがんと呼んだ。

ポットによる煤がんの発見はがん研究の先駆となって動物実験への道を拓き、煤をマウスの皮膚に塗ってがんをつくる研究が始まった。しかし煤はマウスの皮膚に付着しにくいこともあって、研究の進展がないまま一〇〇年以上が経過した。これに対してコールタールは動物の皮膚に塗付しやすく動物実験が容易なことから、これがその後の発がん実験の主流となった。そして化学物質による最初の人工がんの生成やコールタールからの発がん成分の分離同定へと大きく展開した。

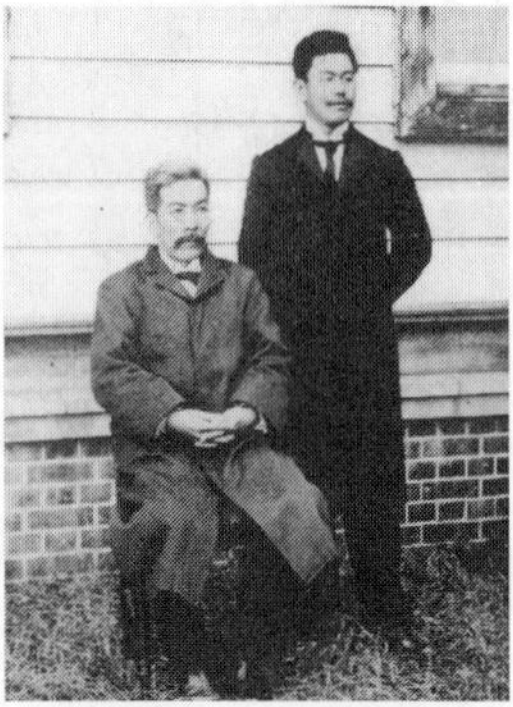

写真Ⅱ－1　山極勝三郎博士（左）と藤浪鑑（右）博士（杉山武敏博士提供）

そしてこれが発がん研究の歴史のなかの一つの黄金時代を築くことになったが、その先駆をなしたのが日本人研究者であったことは特筆すべきである。

すなわち、一九一五年に東大病理学教室の山極勝三郎（写真Ⅱ−1）、市川厚一両博士は、ウサギの耳にコールタールを塗る実験を続け、約一年後に一〇一羽のうち七羽のウサギの耳にがんをつくることに成功した。この実験は、化学物質により初めて人工的にがんをつくったものとしてがん研究の歴史上画期的な成果であった。山極、市川の人工がん発生成功の報は世界中の研究者への刺戟となり、そのあとたちまち一〇〇報以上の人工がん発生の報告がなされたという。ちなみに山極、市川の成功の鍵はタールを一年以上塗りつづけたことであり、外国の失敗例はすべて一〇〇日以内の短期で塗付を止めたからだったという。

コールタールからの発がん成分の分離

山極、市川のコールタールによる発がん実験成功の報告は、それまで医学者とくに病理学分野に限られていた発がんの問題に対する興味と関心を一挙に化学、生化学さらに物理学分野へと拡げた。化学者はコールタール中の発がんの本体を分離しようとし、病理学者はそれを用いた発がん実験を、そして生化学者はその物質を動物に投与して体内の挙動を知ろうとした。

このような研究の中心は、ロンドンのチェスタービーチがん研究所の病理学者ケンナウエイで、有機化学者のクックや物理学者メイネオルドらの協力を得て、二トンのタールから七グラムの発がん成分を分離し、これがベンツピレンであることを確認した（図Ⅱ－1）。

アニリンがん

産業革命による製鉄工業などの発展で石炭使用量が増大した結果、タールがんの発生をみるに至ったが、これと前後して化学工業の発展がアニリンがんという職業がんを生み出すことになった。

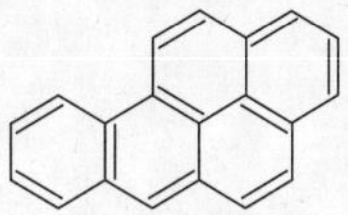

図Ⅱ－1　ベンツピレン

産業革命で英国に遅れたドイツは、とくに化学工業の発展に国を挙げて取り組んだ。ホフマンがコールタールからアニリン系染料を分離精製することに成功したのに続いて、一八五六年に弟子のパーキンが人工染料の化学合成という画期的な成果を得たことで、ドイツの染料工業は飛躍的な発展をとげた。一九一四年に始まった第一次世界大戦前にはドイツは全世界のアニリン染料の八〇パーセントを製造していたという。したがって、染料工業労働者の職業がん発生の最初の例がドイツで見出されたのは至極当然のことであった。

一八九五年にドイツのレーンが四人の膀胱《ぼうこう》がん患者を診察したが、これらはすべてアニリン系染料工場で長期間働いた人たちであったことから、これをアニリンがんと呼んだ。その後ドイツはもちろん、世界各国で染料工業労働者の膀胱がん発生が見出され、一九四八年には英国のゴールドブラットは一〇一例の患者発生を報告した。わが国の場合、染料工業の規模から考えて少なからぬ患者の発生があったことが推察されるが、著者が知る限り一九八〇年代までにまとまった形の報告はなかった。

アニリンがんの原因物質

ところでアニリンがんは染料工業従事者に限られているため、発がんの原因物質は染料それ自身か、製造過程で生ずる中間体以外に考えられない点で問題は比較的容易であった。当初はアニリンが発がんの本体として疑われたが、患者の作業状況を検討した結果、製造過程でつくられる2-ナフチルアミンと推定した（図Ⅱ-2）。さらに英国のある工場で、2-ナフチルアミンの蒸溜に従事した人たち全員に膀胱がんが発生したことからこの推定はほぼ確かなものとなった。そこで2-ナフチルアミンを餌に混ぜてイヌに与える実験を行った結果、高率に膀胱がんができることがわかった。これによって染料工業従事者にみられた膀胱がんの原因は2-ナフチルアミンと決定された。

2-ナフチルアミンは動物ではイヌだけに、しかも膀胱に特異的にがんをつくるが、それはなぜだろうか。これは一見不思議に思えるが、発がん実験ではこのような例は珍しいことではなく、ベンツピレンはマウスの皮膚に塗ると一〇〇パーセントがんができるのに、ラットではなかなかできない。またバターイエローとして知られるジメチルアミノアゾベンゼン（DAB）はラットに投与すると高率に肝がんをつくるが、マウスにはがんをつくらない。このようにがんの発生実験では、動物の違いや臓器によって異なり、これを種特異性とか臓器特異性と呼んでいる。このような特異性は長い間研究者を悩ませた問題であったが、いまでは体内での代謝の違いで、ある発がん物質がある種の動物の特定の臓器に集中しやすい性質をもっているからと考えられている。

日本についてみると、染料製造工業ではないが、京大泌尿器科の吉田修博士らが京都府下のアニリン系色素を用いた染色作業従事者の膀胱がん発生を報告しており、これが国内での唯一の報告例である。それによると、染色作業者の膀胱がん発生率は対照の一・四パーセント（一四八名中二名）に比べて八・五パーセント（二〇〇名中一七名）とかなり高くなっている。発がんの本体は染料製造の中間産物であって染料製品自身は非発がん性と考えられていたため、大きな問題となった。最初は染料製品がなぜがんをつくるか理由

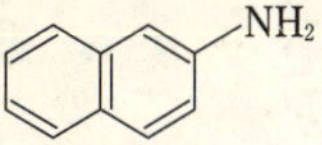

図Ⅱ-2　2-ナフチルアミン

がわからなかったが、図案を画くとき色素をつけた筆の穂先をなめて揃えることが行われていたため、その際取り込まれた色素が体内の酵素で分解されて発がん性のある中間産物が生成するためであることがわかった。

ベンゼン

靴製造にベンゼンが多く使用されることから、靴製造の盛んなイタリアで白血病が多くみられたが、これも職業がんの一つである。ベンゼンは、溶媒製造、石油精製、塗料製造と使用、ゴム工業、写真凹版工場、人形、造花製造など広く使われていた。

ベンゼンが骨髄に作用して貧血を起こすことはすでに一九世紀末頃から知られていたが、ベンゼンによると思われる最初の白血病についての報告は、一九二八年にフランスのデロールらによってなされた。その後、靴製造の盛んなイタリアでとくに白血病患者の発生が多くみられ、六〇年頃までに一五〇人に達したという。これは各国の二〇~六〇人程度に比べて格段に多いが、実際靴製造工場でニカワを扱う人たちの職場の空気中のベンゼン濃度は二〇〇~五〇〇ppm(ppmは一〇〇万分の一)と高く、そこで働く人たちが白血病にかかる危険率は通常の人たちの二〇倍も高いといわれた。このためイタリアでは六三年以降、インクやニカワの溶媒としてベンゼンを使用することを法律で禁止した。

マスタードガス

別名イペリットともいわれ、第一次世界大戦で毒ガスとして使われた（図Ⅱ-3）。戦争中マスタードガスに接触して一九三〇年一月当時生存の米国在郷軍人一二六七名中、肺がんによる死亡は対照群の一四名に対して二九名と二倍以上であった。マスタードガスとがんの関係についての報告は、戦争に関係しているためか秘密の壁が厚く、この報告以外にはほとんどみられない。

わが国では、太平洋戦争中に瀬戸内海にある広島県大久野島の旧陸軍の毒ガス工場でマスタードガスの製造が行われていた。広島大学医学部の山田明博士らが、ガス製造に従事した一七二名を追跡調査し、二八名（一六・三パーセント）が気管支がんを主とした呼吸器系がんで死亡しており、これは対照群の〇・三パーセントの五〇倍にも上ることを報告した。これも明らかな職業がんであり、この異常に高い発がん率は戦争中でガス防護の設備が十分でなかったことが大きな原因と考えられている。

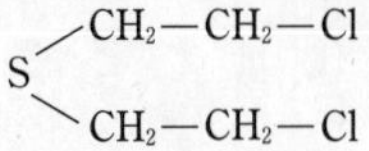

図Ⅱ-3　マスタードガス（イペリット）

塩化ビニル

一九世紀半ばから二〇世紀前半にかけて合成染料は化学工業の花形であったが、前に述べたように三〇年またはそれ以上の長期にわたり染料工業に従事した労働者に職業がんとして膀胱がんが多発した。原因は染料製造の原料である2-ナフチルアミンとわかり、これの使用と製造が全面禁止されてその後新たながん発生はみられなくなった。

二〇世紀後半になると、化学工業はナイロンに代表される合成高分子の時代に入ったが、一九七〇年代になって新たな職業がんの発生が報告されて人びとの間に衝撃が走った。この問題については一九七九年に国際がん研究機関（IARC）から出された報告書（巻末参考図書）に詳しく、以下その内容について述べる。

問題の始まりは一九七四年に米国で塩化ビニルによるポリマー樹脂製造工場労働者に三例の肝血管肉腫の発生が見つかったことである。塩化ビニルは図Ⅱ-4にみられるように非常に簡単な分子であり、その単量体分子（モノマー）を化学結合で順次につなげて（重合という）、高分子の重合体（ポリマー）にしたものがポリ塩化ビニルである。

これは一般に塩ビと呼ばれて広く知られており、その製品は包装用その他の日常生活用品として広く使用され、人びとの生活と切り離せないものとなっている。このように生活必需品となっている身近な塩ビ製品の製造に従事した人たちにがんが発生したことに人びとは驚いたのである。同時に、石油を原料とするこれらのポリマー製品は石油化学工業の発展を支えていただけに、産業界にとっても大きな問題となった。

一九七四年の米国のがん発生の最初の報告を受けて、世界各国でポリ塩化ビニル製造工場のがん発生の調査が行われた。米国、英国、カナダ、ドイツ、イタリア、ノルウェー、スウェーデン、チェコスロバキアなどから七七年までに六四例の患者発生が報告された。同時に肝血管肉腫以外のがん発生の報告もあった。ところが国際がん研究機関の報告書（巻末参考図書）には、日本について一九四六年以前から塩化ビニルの製造を始めており、一九七六年には一七社で合計一二八万トンを生産したと記載しているが、がんについての記載は一切ない。塩化ビニルの生産量が米国の二五八万トンに次ぐ世界第二位の日本で職業がんの発生がまったくないとはとうてい考えられない。報告が一切ない理由はよくわからないが、著者はこれは日本の行政の経済優先主義と企業の隠蔽体質が大きな原因と考えている。というのは、かつて染料工業労働者の職業がんとして膀胱がんが世界的に大きな問題となり、各国からがん発生のデータが次々と報告されたときにも、世界第二の合成染料生産国であった日本からの膀胱がん発生の報告はなかったからである。しかし実際は染料工場労働者の膀胱がんは発生していたのである。というのは一九七〇年代のことであるが、国立がんセンターの医師の一人が著者に語ったところによると、染料工場労働者に膀胱がん発生の事実はよくわかっているが、企業が一切データを提供しないため正確な報告などできないのだという。また、この問題を取り上げて

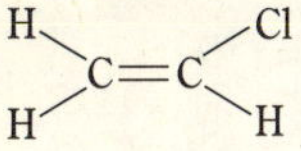

図Ⅱ－４　塩化ビニル

調査しようとした当時の厚生省の担当者はその後配置換えになってこの問題は立ち消えになったという。このように国民の健康よりも企業の利益を優先する行政の姿勢は、後に述べるようにアスベストの全面禁止に反対し、禁煙目標の設定に踏み切らなかったことなどにもみられる。

日本の染料工業における職業がん発生の報告が一切なかったのは以上のような事情によることを考えるとき、同じことが新しい職業がんである塩化ビニルについても十分ありうると考えるのは不自然ではない。これは国の在り方の基本として決して看過すべきでない重大な問題である。行政と企業は何事に限らず国民の健康被害の拡大を防止することを最優先し、自らの不利を押してでも真実を明らかにすべきであり、このことを強く求めておきたい。

なお、一九七四年の米国の最初の報告は肝血管肉腫であったが、その後の各国からの報告から肺、膵臓《すいぞう》、脳、中枢神経系などいろいろの臓器にがんができることがわかった。この点、染料工業の職業がんが膀胱がんに限られていたのと大きく異なる。

以上のようなヒトのがん発生の報告のあと、直ちに動物実験が開始され、ラットに肝血管肉腫のほか、脳、腎の腫瘍、マウスに肝血管肉腫、肺腫瘍、乳腺腫がん、ハムスターに肝血管肉腫、メラノーマ、リンパ腫、前胃パピローマなどの発生が報告された。

その他のモノマー

塩化ビニルはポリマー製品の原料として最も多く生産されたが、そのほかにも種々のモノマーを用いてポリマー製品がつくられた。それらの多くはヒトに対する発がん性は認められなかったが、つぎに挙げる二つのものがヒト、動物いずれに対しても発がん性を示すことがわかった。

アクリロニトリルはポリマー繊維やポリマー樹脂の原料であり、一九七六年の世界の生産量は二四〇万トンに達した。日本では七六年に六社で合計六三・三万トンと世界の四分の一以上が生産された。一九七八年の米国労働省によると、アクリロニトリルに二〇年以上曝露した人はすべてのがんについて対照に比べて多いことがわかり、これは統計的に有意であった。たとえば、肺がんでは四倍、大腸がんでは六倍にも及んだ。動物実験ではラットに経口投与して前胃の表皮細胞パピローマ、小グリア細胞腫の発生がみられ、吸入投与では中枢神経系腫瘍の発生がみられた。

ポリクロロプレンは自動車のタイヤ、工業用品、接着剤などに広く使用され、一九七七年に世界中で三〇万トン（日本七・七万トン）生産された。その原料となるクロロプレンの同年の生産は世界で三〇万トンに対して日本は三社で八万トンを生産している。

塩化ビニルに比べると報告例は少ないものの、一九七〇年代後半になってクロロプレンが皮膚がん、肺がん、肝血管肉腫、消化器系がん、リンパ系および造血系がんなど多様ながんを発生させることがわかった。たとえば皮膚がんでは対照〇・一三パーセント（八五二〇人中一一人）に対してクロロプレン工場労働者は一・四七パーセント（二二五〇人中三三人）、さらに長期従業者では三・〇七パーセント（六八四人中二一人）の発生がみられた。日本の生産量からみてなんらかのがんの発生は当然予想されるが、ここでも日本に関する報告は見当たらない。

動物実験の結果は、ラットへの経口投与では発がん性はみられなかったが、皮下注射部位にかなり高率に肉腫が発生した。

以上のほか、臭化ビニル、ビニリデンクロライド、アクリル酸、カプロラクタン、プロピレン、酸化スチレンなどについて動物実験がなされたが、いずれも発がん性はみられなかった。

ポリマー作業者にもがん

モノマーとして発がん性のないものはポリマーにも発がん性はないとされているが、モノマーに発がん性が見出された塩化ビニル、アクリロニトリル、クロロプレンについてはそれらのポリマーの発がん性を調べる必要がある。しかし、ポリ塩化ビニルについては疫学調査がなされたが、アクリロニトリルとクロロプレンのポリマーについては利用できるデータがないと国際がん研究機関の報告書には記されている。

ポリマーのなかにはラットの筋肉内に埋め込むと肉腫を生ずるものがあるが、ポリマー製品との接触だけでがんができるとは一般に考えにくい。したがってポリ塩化ビニルについても精製した製品についてではなく、粗製ポリマーからの製品の製作、組み立てを行う工場の従業員について調査がなされた。そこでは造形、切断、折り曲げなどの作業が行われるので、その過程でモノマーが放出される可能性がある。また粗製ポリマーには完全に除去されずに付着しているモノマーが存在するので、これらが作業中に放出されることも考えられる。

米国ワシントン大学の研究グループは米国内の一七の塩化ビニル工場で一九六四～七三年の間に死亡した四三四一人について死因を調査した。主な目的はモノマーで多発する血管肉腫がポリマーでも発生するかをみるためであったが、とくに血管肉腫の多発はみられなかった。しかし、がん全体でみると、米国人の平均よりも高い発がん率を示し、なかでも大腸がんを主とする消化器系がんが多く、女性では乳がんと泌尿器系のがんが多かった。

以上の結果をみるとき、ポリマー製品は安全で何も心配はいらないとは必ずしも言えないかもしれない。現在のようにポリ塩化ビニルが広く一般社会で使われていることを考えると、一般の人たちを対象にした調査も必要なように思われる。

無機化合物

無機化合物の発がん性も、その多くが職業がんとの関係で見出された。無機化合物のなかでヒトのがんの原因として最も古くから疑われたのはクロムであり、すでに一九三〇年代に米国やヨーロッパで肺がんの原因として注目された。一九五〇年代になって、クロム鉱山労働者や電解クロムメッキ工業に従事する人たちに肺がんが高率にみられることが報告された。潜伏期間は平均一六年であった。

わが国では一九七五年に、六価クロムによるヒト鼻中隔穿孔《びちゅうかくせんこう》や肺がんの発生が大きな社会問題になった。しかし、いまそのことを記憶している人は少ないのではないか。

ニッケルについては、英国のドルがニッケル鉱山や精錬所で働く人たちに高率に肺がんの発生がみられることを報告したが一九七五年にサンダーマンらは各国の症例をまとめて、三八六例の肺がんと一二三例の鼻腔がんの発生を報告した。また、キプリングらは一九六七年に酸化カドミウム作業者の前立腺がん発生率が対照群の七倍と高いことを報告した。

砒素《ひそ》化合物を扱う冶金《やきん》作業者、農薬撒布の農業従事者、化学工場労働者などに皮膚がんや肺がんが発生することから砒素の発がん性が明らかとなった。また砒素は飲料水、土壌など環境に広く分布する環境汚染物質でもある。

2 医薬品その他

いままで主要な職業がんについて述べたが、このほかに職業と関連した発がん物質が見出され

発がん物質	発がん部位	曝露の型
1 アフラトキシン	肝	環境汚染
2 アスベスト	肺、肋膜腔	環境汚染、職業
3 砒素化合物	皮膚、肺、肝	環境汚染、職業
4 煤、石炭タール*（ベンツピレン）	肺、皮膚、陰嚢	環境汚染、職業
5 ベンゼン	骨髄（造血器）	職業
6 2−ナフチルアミン	膀胱	職業
7 4−アミノビフェニル	膀胱	職業
8 オーラミン	膀胱	職業
9 ベンチジン	膀胱	職業
10 ビス（クロロメチル）エーテル	肺	職業
11 クロロメチルエーテル	肺	職業
12 塩化ビニル	肝、肺、脳	職業
13 マスタードガス	肺、喉頭	職業
14 イソプロピル油	鼻腔、喉頭	職業
15 クロム	肺、鼻腔	職業
16 ニッケル	鼻腔、肺	職業
17 カドミウム	前立腺、肺	職業
18 赤鉄鉱（採鉱）	肺	職業
19 クロラムフェニコール	造血器	医薬
20 シクロフォスファミド	膀胱	医薬
21 ジエチルスチルベストロール	子宮、膣	医薬
22 メルファラン	造血器	医薬
23 *N*−*N*−ビス（2−クロロエチル）−2−ナフチルアミン	膀胱	医薬
24 オキシメトロン	肝	医薬
25 フェナセチン	腎	医薬
26 フェニトイン	リンパ網内系	医薬

＊主要な発がん成分はベンツピレン

表Ⅱ－1　ヒトにがんを作る化学物質

ている。それと医薬品関連のものを含めてフランスのリヨンにある国際がん研究機関がまとめたものが表II-1である。表には二六個が表示され、うち職業と関連したものが一七個、医薬関係八個となっている。

職業と並んで医療によるヒトがんの発生が多いのは一見奇異にみえるが、医療では薬品を大量投与することがあるためと思われる。たとえば、英国で貧血の治療でイムフェロン（鉄-デキストラン）の注射を六回受けた女性の注射部位に三年後肉腫の発生がみられた例がある（一九六〇年）。

表II-1でアスベストなどに職業と環境汚染の両方が記されているのは、いずれの場合にもがんの発生がみられたからである。アスベストは最初は職業がんの原因物質としてヒトへの発がん性が見出されたが、環境中に稀薄に分布するアスベストもヒトがんの原因になることが知られている（III章）。

アフラトキシン

アフラトキシンは曝露の型として職業や医療とは関係がなく、環境汚染だけとなっている点で特異なものといえる。これは黴《か》びた米やピーナッツに発生するアスペルギルス・フラヴスというカビの毒素である。一九六〇年に英国でたくさんの七面鳥が中毒で死ぬ事件が起こり、その原因が、飼料に用いたピーナッツに発生したカビの毒素であるアフラトキシンであることがわかった。アフラトキシンには多くの種類があるが、そのなかでB_1が最も発がん性が強く、わずか一〇〇マイクログラムでラットに肝がんをつくる。ラットに対する発がん物質として最も有名なアゾ色素はラット肝がんをつくるのに一〇〇〇ミリグラムを要するので投与量で比べるとアゾ色素の一万倍も強力である（図Ⅱ-5）。カビは高温多湿の地方に発生するため、アフリカでは食物中のアフラトキシンが多く、実際疫学調査で、食物中のアフラトキシン量とヒトの肝がん発生が比例する結果が得られた。現在では肝がんの最も大きな原因はHBウイルスといわれているが、アフリカ地方の肝がんはHBウイルスとアフラトキシンB_1が互いに作用し合って肝がんの発生率を高めていると考えられている。

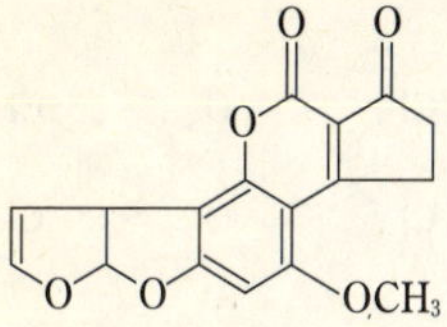

図Ⅱ-5　アフラトキシンB_1

ダイオキシン

このほか、確かな発がん物質であり、ヒトへの発がん性が疑われるものにダイオキシンがある。ジベンゾP-ジオキシン（図Ⅱ-6の骨格部分）に塩素置換したものはたくさんあってこれらをダイオキシンと呼ぶが、最も毒性の強い二、三、七、八塩素置換体（図Ⅱ-6）を通称ダイオキシンと呼ぶ。ベトナム戦争で枯れ葉剤作戦に使われたこの

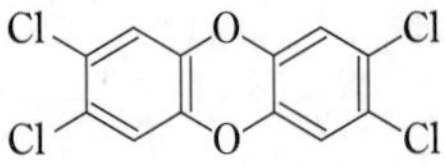

図Ⅱ－6　ダイオキシン

悪名高い物質は肝臓や腎臓にがんをつくり、動物実験によると肝臓に対して最も強力といわれるアフラトキシンに劣らぬ強い発がん性をもつといわれる。

動物実験でこのような強力な発がん性が証明されているため、ごく微量でも人体への影響は免れないと考えるのは当然であり、一時期わが国でも焼却炉と関連して大きな社会問題となったのは記憶に新しい。

職業がんはヒトのがんのごく一部

職業がんが次々と発見された当時、これがヒトのがんの原因を知る手がかりになるのではないかという大きな期待があった。しかし現実には特定の物質に濃厚曝露する職業とは無関係な一般の人たちにがんができることから、ヒトのがんを職業がんで説明することはできないことがわかった。

一九七〇年代に入って、がん疫学のパイオニアである英国のドル博士は、職業がんがヒトのがんに占める割合を約四パーセント程度と見積もり、意外に少ないことに人びとは驚いた。もちろん、これで職業がんを恐れる必要はないということはできない。タールがん、アニリンがんなどの職業がんが減少または消滅した一方で、アスベストのように隠れた形で存在していた被害が長い年月を経てようやく顕在化した職業がんもあるからである。さらに化学工業の主役が染料から高分子、すなわちポリマーへと変わり、ポリ袋に代表されるポリマー製品が人びとの生活のなかに広く行き渡る一方で、新しい職業がんの発生がみられたことについては前に述べた。

3　環境中の発がん物質

いままで述べた発がん物質のほかに、一九三〇年代以降七〇年代に至る間に、主としてマウスとラットを用いて膨大な数の動物実験が行われ、たくさんの発がん物質が見出された。これらの実験は、ヒトのがんの原因物質を知るのを主な目的で行われたが、それは当時ヒトのがんの原因の八〇～九〇パーセントは環境化学物質によるという考えがあり、これらを取り除くことがヒトのがんを減らす有力な方法になると考える人が多かったからである。実際、合成化学物質についてみると、食品添加物五五〇〇、医薬品四〇〇〇、殺虫剤一五〇〇種をはじめとして、日常人びとが接触する化学物質は六万種にも及ぶことから、これらがヒトがんの原因と疑われたのはむしろ当然であった。当時、これらのうち七〇〇〇種あまりが動物実験でテストされ、一五〇〇種に発がん性が認められたという。

こうして、あるものに発がん性があるというニュースがマスコミを通じて次々と報道されたため、人びとは発がん物質に対して必要以上に神経質になり、この状況を米国のウィンダーは「専門家でない一般の人たちは、自分たちがあたかも発がん物質の海の中に浸されてどうしようもない状態にいると考えている」と表現したほどである。

しかし、環境中に発がん物質が存在するとしても、それが直ちにヒトのがんに結びつくわけではない。というのは、動物実験は発がん性の有無を知るために可能な限り大量に投与する濃厚曝露であり、これを稀釈曝露である環境中の発がん物質の問題にそのまま結びつけることはできないからである。もちろんこれは一般論であって、Ⅲ章に述べるアスベストについては環境中にごく微量に存在する場合でも、ヒトにがんをつくる恐れが十分にあり万全の対策が必要である。

4 大気汚染と肺がん

日本と欧米の肺がんの違い

環境中に微量に存在する発がん物質でアスベストと並んでいま深刻な問題になっているのは大気汚染物質である。一九六七年に四日市の喘息《ぜんそく》患者らが石油コンビナート各社を被告として公害訴訟を提訴して大気汚染の問題が初めて社会的関心を呼んだ。これは工場煤煙《ばいえん》に含まれる二酸化硫黄（SO_2）を主成分とする硫黄酸化物（SO_x）が主な原因であったが、この裁判を契機として工場煤煙中のSO_2排出が厳しく規制され、それによる喘息患者も激減した。

その後一九七〇年代に入ると、自動車排ガス中の二酸化窒素（NO_2）を主成分とする窒素酸化物（NO_x）による新たな公害被害として喘息患者の発生がみられるようになり、現在では大都市を中心に患者数は全国で一一〇万人にも及ぶといわれる。これは現在わが国が直面する大きな社会問題となり、東京大気汚染公害裁判をはじめ各地で裁判が進められるなど、住民運動の大きな拡がりもあって一般の人たちの関心も高い。それに対して大気汚染が肺がんをはじめ心臓発作や心筋梗塞、脳梗塞を増加させ、さらに胎児の脳、生殖系に悪影響を及ぼすなど多様な作用をもつことについてはあまり知られていない。

本書では肺がんとの関係を取り上げるが、これはかなり深刻な問題にもかかわらず、一般の人たちの関心は決して高くない。それは肺がんといえばタバコと口に出るほどタバコとの関係は一般によく知られているのに対して、大気汚染と肺がんの因果関係について語られることは少ないことによる。その理由は、タバコと肺がんの因果関係を最初に提案した英国のドルが、肺がんの原因の九〇パーセントはタバコであり、大気汚染はほとんど関係がないと結論したからである。事実、英国の肺がんの約九〇パーセントはタバコと密接に関連する扁平上皮《へんぺいじょうひ》がんであり、同様の傾向は他の欧米諸国でもみられた。これに対して日本の肺がんは欧米と大きく異なり、タバコと関連の深い扁平上皮がんと小細胞がんは約七〇パーセントで、残り三〇パーセントはタバコとの関連が薄い腺がんであることがわかった。このように腺がんの多いことが日本の肺がんの大きな特徴であり、これについていろいろの理由が考えられている。

大気汚染も大きな原因

タバコ以外の原因としてアスベストのほか砒素、クロム、ニッケルなどによる肺がんが考えられるが、最も大きな原因として多くの研究者は大気汚染に注目している。それはわが国の大気汚染の実情からみて当然である。というのは、高速道路や大型幹線道路が市街地や住宅の中を貫通して走るという、欧米諸国ではあまりみられない状況がわが国では常態化しているからである。

このような現実は以下に示す具体的な数値をみれば十分納得できる。すなわち、一九九六年度版『建設白書』のデータをもとに五十嵐敬喜、小川明雄両氏が作成した各国の高速道路の密度（可住面積で高速道路総延長を割ったもの）の比較をみると、米国一六・〇、英国二〇・一、フランス二六・五、旧西ドイツ五四・四に対して日本は八〇・八と圧倒的に大きく、これは世界一で米国の五倍、英国の四倍という過密状態になっている（『公共事業をどうするか』〈巻末参考図書〉）。

これは可住面積が八万一〇〇〇平方キロメートルと英国、旧西ドイツの半分、フランスの四分の一にすぎないところに、すでに六五〇〇キロメートル以上の高速道路が走っていることによる。さらに車台数は年々増加を続けていまでは七六〇〇万台（二〇〇六年一二月末現在）にも及んでおり、大気汚染による公害は起こるべくして起きていることがこの数値をみれば明らかである。さらに深刻なことは、可住面積が増えないなかで道路延長と車台数は年々増大しつづけることであり、このことは大気汚染による肺がん発生の危険は将来にわたって増加しつづけるということである。

ディーゼル排気微粒子（DEP）

現在大気汚染の最大の原因はディーゼル車から出るいわゆるディーゼル排気微粒子（Diesel exhaust particle、DEP）である。走行中のディーゼル車から真っ黒の排ガスが噴出される光景はよくみられるが、その主成分がDEPである。DEPの成分についてはまだ十分に解明されていないが、炭素の球状物質がコアとなって、ベンツピレンなどの芳香族炭化水素や硫酸塩、金属など一〇〇〇種以上の化合物が付着していると考えられている。

わが国でDEPが大きく取り上げられるようになったのは、ディーゼル車などの走行量の多い幹線道路周辺の大気汚染による住民の喘息その他の病気との関係であるが、欧米諸国では事情は大きく異なる。欧米ではディーゼル油を使う職種に従事する人たちの病気、とくに肺がんとの関連について関心が高く、このことを調べる研究が活発に行われてきた。すなわちディーゼル油を動力源とする機械を扱う工場労働者、ディーゼル車の整備工、大型トラック運転手、バス運転手、道路清掃業者などディーゼル車から排出されるＤＥＰに曝露する機会と時間の多い職種の人たちについて肺がん発生の状況を調べる研究である。

欧米を中心に世界各国で行われたこの分野の研究が環境省に設置されたディーゼル排気微粒子リスク評価検討会の報告書（平成一三年度）にまとめられており（巻末参考図書）、一九七〇年代以降その数は約二〇〇報にも及んでいる。このような膨大な数の研究が行われているのは、ＤＥＰと肺がんとの関連に各国が重大な関心をもっているということである。この報告書を読んで著者はその報告数の多さに驚くと同時に大きな衝撃を受けた。というのはこれらの報告がすべてＤＥＰに曝露する職業に従事する人たちの肺がん発生の状況を調べたいわゆる職業がんに関するもので、日本でいま大きな問題になっている幹線道路周辺の一般住民についての調査研究の報告は一例もないからである。

しかしこれはよく考えてみるとむしろ当然のことなのかもしれない。というのは、可住面積当たりの高速道路の密度が世界一で、幹線道路周辺のＤＥＰによる大気汚染が住民の健康を蝕む大きな要因として道路公害が全国的関心事となっている日本に比べて、欧米では特別の場所を除いて道路公害は大きな問題になっていないからと思われる。このことが二〇〇報あまりの報告のなかで道路周辺の住民のＤＥＰによる肺がん発生の報告が一例もない理由なのである。

大気汚染とヒトの肺がん

以上の文脈からみたとき、日本ではＤＥＰによる道路周辺の住民の肺がん発生に関する研究が数多く報告されていると考えるのは当然である。ところが意外なことに、著者の知る限りこの種の研究は千葉県がんセンター三上春夫疫学研究部長らによる報告だけであり、これが唯一のものである（二〇〇三年九月日本癌学会発表）。この調査は「トラック街道」と呼ばれる幹線道路が通っている千葉県内の一つの都市で、一九七五年以降に肺がんになった患者六二三人の発症当時の住所を調査し、幹線道路から五〇メートル圏内に住んでいた人と、五〇〇メートル圏内の人に分けて発病率を比べた。その結果、一九八五年以降両者間に発病率の差が現れ始めたが、とくに一九九〇～九四年の五年間では、五〇メートル圏内の人の発病率は五〇〇メートル圏内の一・八三倍（男性一・七六倍、女性二倍）と高かったという。幹線道路に近いほど車の排ガス汚染が大きいことは言うまでもなく、調査結果はこの事実をそのまま反映したものと考えてよいだろう。さらにこれはトラックから排出されるＤＥＰが道路周辺の住民の肺がんの原因となっていることをはっきり示したものとして極めて重要なものである。

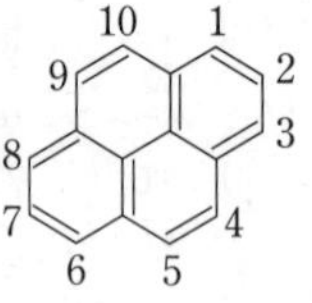

図Ⅱ－7　ピレン

DEPの発がん因子

ＤＥＰに濃厚曝露する職業に従事する人たちの肺がん発生の研究が進行する一方で、ＤＥＰ中の何が原因かを明らかにするための動物実験が一九八〇年代に入って世界的に大きく展開され、その結果は前記リスク評価検討会報告書にまとめられている。それらの多くはラットやマウスを用いた吸入実験や経気道肺内投与実験であり、扁平上皮がん、腺がんなどの悪性腫瘍の発生がみられた。

ＤＥＰ中の発がん因子として、炭素粒子、芳香族炭化水素が考えられ、実験の結果いずれも発がん性を示した。ただ、炭化水素ではベンツピレンなど典型的な発がん物質よりもピレン（図Ⅱ－7）の1、6や1、8位置にニトロ基が付加したニトロピレンが強い活性を示した。これらはピレンがNOやNO_2など排ガス中の窒素酸化物と反応してできたものと思われる。この点でコールタール中の発がんの主成分がベンツピレンでニトロ化合物はほとんどないのと大きく異なる。

ＤＥＰの発がん実験では芳香族炭化水素やニトロ化合物を除去したものにも発がん性がみられ、さらに発がんの第一段階とされている発がん物質とＤＮＡとの結合は発がんと関係がないことがわかった。このようにＤＥＰの発がん性は通常の発がん物質と異なる複雑なものであり、その解明に向けて世界中で活発な研究が行われている。この分野では日本の研究者からの報告も多いが、ここでは国立環境研究所の嵯峨井勝博士（現青森県立保健大学）らの研究を取り上げる。

原因は活性酸素か

嵯峨井らは発がん物質―DNA結合体と発がん性の並行関係がない一方で、DEPと仔牛胸腺DNAを反応させると8―ヒドロキシデオキシグアニン（8―OH―dG）が生成することを自らの実験で見出し、いわゆる典型的な発がん物質が原因ではなく、DEP中で生成する活性酸素が発がんに関与するものと予想した。8―OH―dGの生成は活性酸素ヒドロキシルラジカル（・OH）が存在することを示すからである。そこで、DEPの発がんに活性酸素が関与するかどうかを検証する意図でつぎのような実験を計画してマウスへのDEPの気管内注入を行った。

まず、DEPの濃度で〇、〇・〇五、〇・一および〇・二ミリグラムの四群に分け、その上でこれらを普通脂肪食群と高脂肪食群に分け、さらにβ―カロチン添加群と無添加群に分けて合計一六群とし、各群三〇匹ずつのマウスを用いた。ここで高脂肪食群を設定したのは、脂肪は体内でフリーラジカルや活性酸素をつくりだすことが知られており、また動物実験でも高脂肪食群は普通食群に比べて肺がん発生率が高いことが知られているからである。またβ―カロチンを添加したのは、活性酸素消去作用をもつこのものが肺腫瘍発生を抑制するかどうかをみるためである。

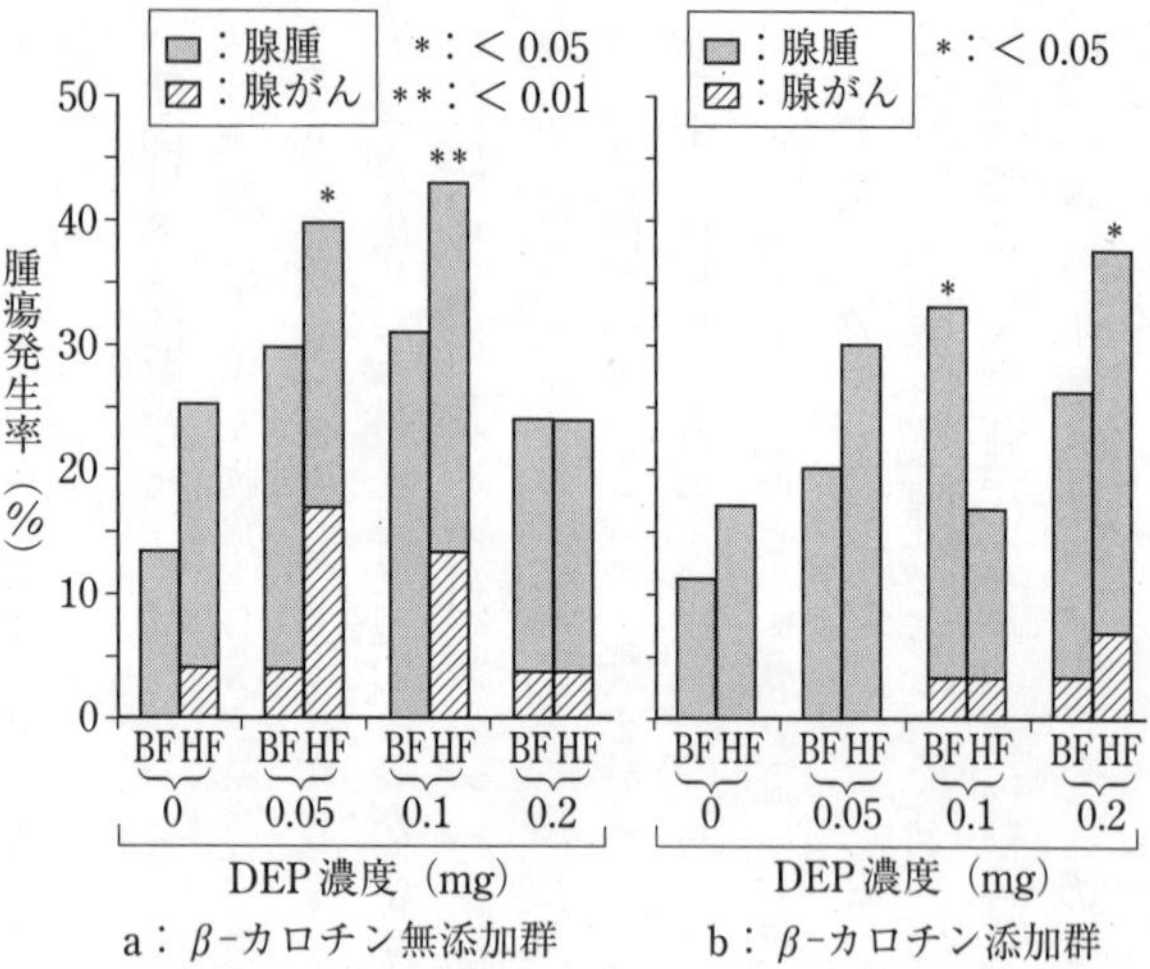

BF：4%の脂肪を含んだ一般食投与群
HF：BF 食に12%のコーン油を強化し、最終16%脂肪とした高脂肪食投与群

図Ⅱ－８　マウスへのＤＥＰくり返し気管内投与による肺の良性腫瘍（腺腫）と悪性腫瘍（腺がん）の発生率に及ぼす高脂肪食とβ-カロチンの効果（嵯峨井勝著，これでわかるディーゼル排ガス汚染，合同出版，2002年）

図Ⅱ-8がその結果であるが、腺腫（良性腫瘍）、腺がん（悪性腫瘍）ともにＤＥＰの濃度が高いほど発生率が高くなっている。β-カロチン無添加群で〇・二ミリグラム投与群で発生率が低下しているのは、ＤＥＰの毒性のためにがん化した細胞が死滅したためと考えられた。また、全群について高脂肪食群の発がん率が高くなっており、これは脂肪が活性酸素生成を通じて肺がん発生を促進するというよく知られた考えを支持する。また、β-カロチン添加群で発がん率が低下またはゼロになったのは、β-カロチンが活性酸素

を消去したことによるという考えと矛盾しない。

以上の結果から、嵯峨井らはＤＥＰによる発がんには活性酸素が重要な役割を果たすと結論した。その上でＤＥＰから生ずる活性酸素は、その中に多量に含まれているキノン系化合物、芳香族炭化水素およびそのニトロ付加体などから代謝酵素によって生成するものと考えた。

以上は大気汚染の元兇《げんきょう》としてのＤＥＰの動物実験の結果であるが、もちろんこれはＤＥＰによるヒトの発がんへの影響を知るためのものである。実際、動物実験の結果をもとに、ヒトに外挿する試みもなされている。しかしこれは方法論的にもまだ問題が多いと思われるので、ここでは取り上げない。

ちなみに、ヒトに対するＤＥＰの影響については、直接それを定量化して測ることはできないので、ＤＥＰに含まれる浮遊粒子状物質（Suspended particulate matter、ＳＰＭ）を測定して調べることが環境アセスメントの一つの項目として行われている。ＳＰＭは粒径が一〇マイクロメートル以下の粒子状物質で、ガソリン車を含めて走行中の車から排出されるが、ディーゼル車からのＤＥＰに圧倒的に多く含まれている。嵯峨井らはＤＥＰの発がんの本体は活性酸素であり、それは主としてＳＰＭ中で生成すると推定している。この意味で、大気汚染によるヒト肺がんのリスクを測る指標としてＳＰＭの測定が重要であり、ＳＰＭの削減が直ちにヒト発がんの危険性を減少させることになることを強調しておきたい。

なお、大気汚染は職業がんとは別であるが、車社会という文明の進歩の産物ともいえるものであり、そこで発生するSPMは新しいタイプの確かな発がん物質とみなすことができる。しかも本章で取り上げた確かな発がん物質が特定の職業に従事する人たちへの限定された曝露であったのに対して、大気汚染によるSPMは職業と無関係に広く社会一般の人たちが曝露の対象になる点で非常に厄介で深刻な問題であることに注意を喚起したい。

5　放射線発がんと光発がん

以上で確かな発がん化学物質について述べたが、本節では確かな発がん物質のなかの物理的因子として放射線と光（日光）を取り上げる。これらも確かな発がん化学物質と同じくヒトのがんと密接に関連する点で極めて重要なものである。

①　X線

一八九五年にドイツの物理学者レントゲン（写真Ⅱ-2）がX線を発見し、物理学、化学への応用と並んでその強い透過力を利用して医学への応用が進められた。当時はX線の危険性が十分わからなかったこともあって、防御措置が不十分なまま利用が広がった。そのため、X線発見後わずか七年の一九〇二年には最初のヒトのがんの発生が報告された。現在ではX線によるヒト発がんの平均潜伏期間は一五年程度とされていることを考えると、当時の防禦措置が不十分で、いかに大量のX線を浴びたかがわかる。

その後もX線によるがん発生の数は急激に増えて、一九一一年には五四例、さらに一四年には一〇四例が報告された。これらの発病者のほとんどがX線を扱う医師やX線技師であったことから、これも職業がんの一種である。

このようにヒトへの発がん性が認められたことから、動物を用いた発がん実験が始まったのは当然である。一九〇八年にフランスのクルネは四匹のラットにX線照射して、生き残った二匹の照射部位に肉腫が発生したことを見出した。これは外因物質でつくった人工がんの最初の例であり、山極、市川のタールがん発生の実験の七年前のことである。この実験は、クルネが学界の主流にいない無名の研究者であったため、長い間無視されたという。現在ではX線発がんの分野では必ず引用される歴史的業績であり、とくにフランスの研究者はことあるごとに世界最初の人工がん発生実験として主張している。

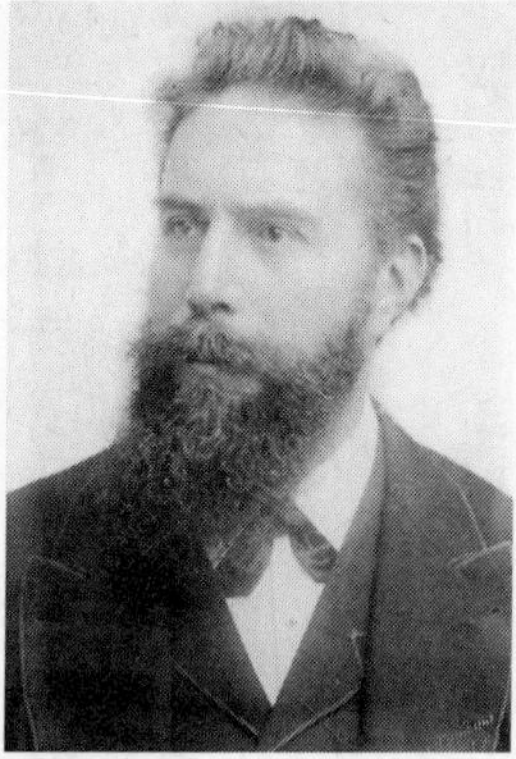

写真Ⅱ－2　レントゲン博士

ここでX線はもっぱらがんをつくる悪役として登場したが、周知のごとくX線は人類にはかり知れない大きな恩恵をもたらしたことは言うまでもない。がん治療や病気の検診や診断に広く用いられており、医学分野では必須のものである。このほかX線解析による結晶構造決定は科学の進歩に大きく貢献したが、とくにDNAやタンパク質の構造決定を可能にし、この成果の上に現在の生物学、医学の大きな発展がもたらされたのである。

放射性物質——鉱山病とラジウムがん

放射性物質がヒトのがんの原因として疑われるきっかけとなったのは、鉱山に働く人たちにみられる職業がんの発生であった。一七世紀以来、ドイツのシュネーベルグとヨアヒムシュタルの鉱夫に肺がんの発生率が非常に高いことから、人びとはこれを鉱山病と呼んでいた。その後、一八七九年にヘルティンクとヘッセは、ドイツのエルツ山地の鉱山で働く鉱夫たちの間に肺がんが高率に発生し、死因の七五パーセントがこのような鉱山病によることを報告した。

一方、一八九八年にキュリー夫妻（写真II-3）がラジウムを発見して医療などに使われるようになり、これを扱う人たちに皮膚がんの発生がみられるようになった。これはラジウムがんと呼ばれ、最初の発症例が一九二七年に報告された。

このほか、ラジウムは蛍光物質と混ぜて発光物質として航空機その他の軍事機材の計器の夜光文字盤などに応用される一方で、時計の文字盤、人形の目、釣りの浮きなどの発光剤として広く使われた。米国ではこれら発光文字盤を製造する大企業が生まれ、これらの製品がいかに広く普及したかは、第一次世界大戦のとき、米国軍人の六人に一人はラジウム夜光時計をもっていたといわれたことでもわかる。

一九二〇年代以降三〇年代にかけて、発光文字盤に文字を描く仕事に従事した女子従業員たちの間に骨肉腫の発生がみられるようになって大きな社会問題となった。最初は、これがラジウムの放射能によるものかどうかについて研究者の間で論争があった。企業側の研究者はラジウムが原因ではないと主張し、これに対してマリー・キュリーは原因はラジウムにあることを主張して、反対学者を厳しく糾弾した。その後の研究でキュリーの主張のとおり、ラジウムが骨肉腫の原因であることが疑問の余地のない形で証明された。

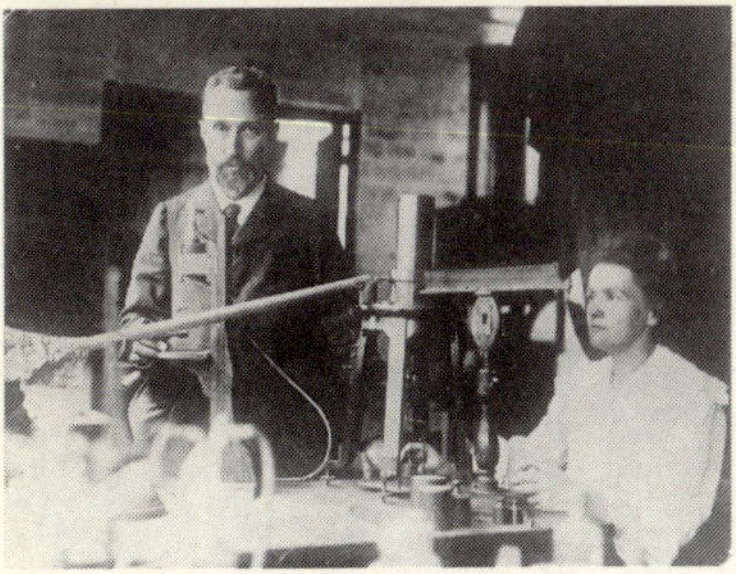

写真Ⅱ－3　　キュリー夫妻

こうしてマリー・キュリーはラジウムがんについて当時の誰よりも正しい判断をしたが、娘イレーヌの二人ともにラジウムの放射能による白血病の犠牲となったことは返すがえすも残念なことであった。なお、女子従業員たちがなぜがんになったかについては器物に文字を描くブラシの先端をなめて毛先を揃えることをしたため、そのたびに少量ずつラジウムを取り込んでいたことが原因とわかった。

広島、長崎の放射線被害

一九四五年、米国が広島、長崎に投下した原子爆弾は、直後に膨大な数の人びとの生命を一瞬にして奪っただけでなく、その後放射能による白血病をはじめとするがん発生によって、いまなお多くの人たちが言語につくせぬ悲惨な生活を強いられている。無謀極まりない大規模人体実験ともいえる原爆投下によるがん発生については、その後続けられてきた患者の治療と医学的研究結果の膨大な集積がある。これらの資料を部分的に取り上げて論ずることは不十分かつ不正確なものとなる恐れがあり、したがって詳細は専門書にゆずる。

ここでぜひ強調しておきたいことは、放射能とがんの関係を取り上げるとき、学問的論議の枠を超えて、広島、長崎の悲劇を絶対にくり返さないことを固く誓うことを忘れてはならないということである。

② 日光

生命の源ががんをつくる

日光ががんの原因になると聞けば驚く人もいるかもしれないが、生命の源である太陽が皮膚がんをつくることはまったく疑う余地のない明らかな事実である。私たちが生きる上で必須の日光が一方で生命を脅かすがんの原因になるのは不思議でもあるが、それは自然の在り方として珍しいことではないのである。たとえば、酸素は生命にとって必須のものであるが、時に活性酸素となってがんをつくることが知られている。また、あとで述べるように、生きるために日々摂取する食物が、がんをつくる犯人として疑われており、これも太陽や酸素と同じパラドックス的存在である。

日光がヒトの皮膚がんの原因になることについては、すでに二〇世紀の初めにフランスのドゥブルユーが指摘しており、職業がん以外の大部分のヒトの皮膚がんの原因が日光であることは、つぎのような事実から疑いの余地がない。(a)皮膚がんは、顔、手足など日光に曝《さら》される位置にできやすく、千数百例の皮膚がんの八〇パーセント以上が顔にできたという報告もある。(b)世界的にみて、緯度の高い地方に比べて日照時間が長く、太陽の光も強い低緯度地方のほうが皮膚がんが多い。わが国でも、北海道、東北地方に比べて、九州、四国地方に多くなっている。(c)皮膚がんは室内作業者に比べて戸外作業者に多い。これらのことから日光がヒトの皮膚がんの原因になることは疑いないが、このことは動物実験によって裏付けられた。

複雑な光発がんメカニズム

化学発がんや放射線発がんの研究に比べて、光発がんの研究は研究者数も少なく、進歩も大きく遅れていた。しかし、米国国立がん研究所のブルムらのグループが一九四〇年代から五〇年代にかけて光発がんに関する大規模な動物実験を行い、この分野に大きな進歩をもたらした。これらの研究から明らかになった重要な知見はつぎのとおりである。その一つは発がんに有効な光は紫外線（ＵＶ）領域（四〇〇ナノメートル以下）のなかの三二〇〜二八〇ナノメートルの波長領域にあるということであり、もう一つは一回の照射ではがんはできず、くり返し照射することが必要だということである。このことは、日光によるヒトの皮膚がんの発生が長期にわたりくり返し日光に曝された結果であることと合致している。

光発がんのメカニズムは細胞の中の発がんの場とされているＤＮＡの吸収領域である二六〇ナノメートルでなく、前述したように三二〇〜二八〇ナノメートルであるということから、かなり複雑である。そしてこのことは、発がんの第一段階はＤＮＡから始まるという現在広く信じられている一種のドグマは光発がんには必ずしもそのまま適用できないことを示している。もちろん、二六〇ナノメートルも発がんに関係があり、とくに色素性乾皮症という日光に当たると容易に皮膚がんになる家族性のがんは、二六〇ナノメートル領域の光でＤＮＡ中のチミン同士が二量体をつくり、これががんの原因になることがわかっている。

これに対して三二〇〜二八〇ナノメートルの光による発がんのメカニズムはまだ十分解明されてはいないが、この領域で光を吸収するタンパク質中のトリプトファンやチロシンなど芳香族アミノ酸が関与すると考えられている。すなわち、これらが光で励起一重項状態に励起され、ついで励起三重項状態に落ちるときに出るエネルギーを付近のO_2が吸収して活性酸素の一種である励起一重項酸素（$^1O_2$）が生成し、これが発がんに関与するというものである。

なお紫外線は一般にＵＶＡ（四〇〇−三二〇ナノメートル）、ＵＶＢ（三二〇−二九〇ナノメートル）、ＵＶＣ（二九〇−二〇〇ナノメートル）に分類される。このなかでがんをつくるのはＵＶＢであるが、この領域の光ががんだけでなく、人間が日光から受ける有害作用の約八〇パーセントの原因になっているといわれる。

日光による皮膚がんと環境問題

日光が皮膚がんの原因になるといっても、日光の大部分を占める四〇〇〜六〇〇ナノメートルの可視光線はまったくがんをつくらない。がんをつくる三二〇ナノメートル以下の光は、地表に降り注ぐ日光のわずか〇・一パーセント程度にすぎない。このように、がんをつくる有害な部分を吸収して地表に到達しない働きをしているのは成層圏にあるオゾン層であり、このおかげで人類は皮膚がんの脅威から免れているのである。いまこのオゾン層がフロンガスなどによって破壊される危険な状況にあり、近い将来人類は日光による皮膚がんの大量発生という脅威にさらされると警告する研究者もいる。宇宙規模での環境保全を考えた調和のとれた発展を考えないと、いつの日か人類は無謀な環境破壊という罪で断罪されないという保証はない。

6　ウイルス発がん

確かな発がん物質のなかの生物的なものとしてウイルスがある。確かな発がん物質のなかの化学物質と物理的因子はヒトのがんの重要な原因物質であり、これらの発がん性もヒトとの関連で発見された。これに対してウイルスは様相を異にしており、動物にがんをつくるウイルスは多数見出されているが、ヒトにがんをつくるウイルスの数は非常に限られている。もちろん、これによってウイルス発がんの意義が減ずるわけではなく、これは発がんメカニズムの研究に極めて重要な役割を果たしているのである。

ウイルス発がん研究のはじまり

ウイルス発がんの研究は、一九〇三年にボレルが羊頭ウイルスを接種したヒツジの肺に悪性化を思わせる増殖像を認めたことに始まるといわれる。ついでエラーマンとバングはニワトリの白血病がウイルスによって起こることを見出し（一九〇八年）、さらに一九一一年にロックフェラー研究所のラウスが、その前年に自分が見出したウイルスがニワトリに肉腫をつくることを発見した（ラウス肉腫）。

ラウスの研究はあまりにも時代に先がけていたために、当時の学界ではほとんど評価されず、その後半世紀あまりが過ぎた。一九五〇～六〇年代のウイルス学の新しい展開によってラウス肉腫が脚光を浴びるに至り、一九六六年のノーベル生理学・医学賞を受賞した。一九六七年一月、在米中の著者は、かつてロックフェラー研究所でラウスと同僚であった中原和郎博士（当時国立がんセンター研究所長）の祝意を伝えるため、ニューヨーク・ハドソン河畔にある同研究所（現在のロックフェラー大学）に博士を訪ねた。その日は日曜日であったが、博士は研究室で全国からのお祝いの手紙に返事を書いておられた。博士は喜んで著者を迎えてくれ、以前に研究所で一緒に研究していた頃の中原博士や野口英世博士のことなど話された。野口は釣りが好きで近くのハドソン河によく釣りに出かけて大きな魚を釣ってきたものだと言って、野口博士の研究室として保存されている部屋に案内して、飾ってある釣り竿を見せてもらったことが懐かしく思い出される。

がんウイルス学の展開

二〇世紀前半のがんウイルス研究の歩みは、がんウイルス発見の歴史であり、主なものだけでも数十に及ぶウイルスが発見された。日本ではラウスと同時代の一九一四年に京大病理学教室の藤浪鑑博士（二八ページ写真）がウイルスによるニワトリの肉腫を発見し、これは藤浪肉腫と呼ばれた。この研究は、化学発がんにおける山極、市川の研究と並んで日本が世界に誇りうるがんウイルスの研究である。しかしこれもラウスの場合と同じく発見があまりにも時代に先んじていたために、当時の日本の医学界ではあまり評価されなかった。

世界的にがんウイルスの研究が学界で市民権を得たのは一九三〇年代に入ってからであり、シヨープによるウサギのパピローマウイルスの発見（一九三三年）、リュッケによるカエルの腎がんウイルス（一九三四年）、ビットナーによるマウス乳がんウイルス（一九三六年）というように続々と発見が続いた。このようななかで、一九五一年にグロスは自然に白血病を高率に発生するAKR系マウスに発生した腫瘍組織から無細胞濾液をつくって、これを白血病ができにくいC3H系マウスの新生児に注射して高率に白血病をつくることに成功した。これはがんウイルス研究に新しい展開をもたらす画期的な発見であった。その後もがんウイルスの発見は続き、モロニー（一九五九年）、ラウシャー（一九六二年）による白血病ウイルスの発見、エプスタイン、バルによるEB（Epstein-Barr）ウイルスの発見（一九六四年）と続いた。

こうしてたくさんのがんウイルスが見出されたがこれらを雑然と列記しても系統的な研究は進められないので、全体を整理分類した結果、DNAウイルスとRNAウイルスに大別できることがわかった。これらはさらに形や大きさによってDNAウイルスはポパーウイルス群（パピローマウイルスなど）、アデノウイルス群、ヘルペスウイルス群（EBウイルスなど）に分類される。一方、RNAがんウイルスはB型RNAウイルス（乳がんウイルス）とC型RNAウイルス（肉腫ウイルス、白血病ウイルス）に分類される。

稀なヒトがんウイルス

二〇世紀初頭に始まったがんウイルス研究の流れは、二〇世紀の前半を通じて大きく発展し、化学発がんと並んでがん研究の二大分野を形成するに至った。発見されたがんウイルスは数十種にも及び、マウス、トリ、ウサギ、イヌ、サルなどいろいろの動物にがんをつくることがわかった。ところが奇妙なことにヒトのがんウイルスはそこに登場しない。おそらく読者も奇異に感ずるに違いない。というのは、いままでもみてきたように、職業がんでヒトにがんをつくるものはすべて動物にがんをつくり、動物にがんをつくるものは例外はあるが多くのものがヒトにも発がん性がみられるというように、ヒトと動物で活性は共通していたからである。ところが、動物にがんをつくるウイルスは次々に発見されたが、ヒトに発がん性をもつウイルスはなかなか発見されなかった。動物にがんをつくるウイルスが存在する以上、ヒトにがんをつくるウイルスが存在しないはずはないと考えるのはごく自然であり、このためヒトがんウイルスを発見する努力が長い間続けられた。しかしなかなか成果が得られないため、研究者の多くは動物がんウイルスと同じようなものとしてのヒトがんウイルスは存在しないという考えが大勢を占めるに至った。

もちろんこれに反対の考えもあり、たとえばタバコモザイクウイルスの結晶化によって現代ウイルス学の始祖となったスタンレー（一九四六年ノーベル化学賞）は、一九五六年につぎのように述べている。「……わたしは多くの研究者諸君が、動物癌の原因としてはウイルスを進んで認めようとするにもかかわらず、人癌の原因としては、それを受けいれようとしないことに、いつも驚いております。今日までの実験的な証拠によれば、人癌をも含めて、全部ではないが、ほとんどすべての癌の原因がウイルスであろうという考えは正しいのです……」（G・ウィリアムズ著、永田育也、蜂須賀養悦訳『ウイルスの狩人』岩波書店）

科学的常識と豊富な経験に基づいてスタンレーがこのように主張したのは至極当然のことであった。しかしその後の経過をみると、スタンレーの主張は見当外れであった。というのは、例外的なものを除いてほとんどの動物がんウイルスはヒトにがんをつくらないことがわかってきたからである。

例外的にヒトにがんをつくるウイルスが見出されているが、そのなかで最も確かなのは高月清博士が京大病院で、のちに高月病と呼ばれた症状の何人かの患者を発見し、これらの患者から日沼頼夫博士（京大ウイルス研）が見出した成人T白血病ウイルスである。そのほか、ヒトに肝がんをつくるウイルスとしてB型肝炎ウイルスやC型肝炎ウイルスがあり、これらがヒトの肝がんの原因になると考えられている。とくにわが国では肝がんによる死亡率は肺、胃についで第三位と高く（男性）、これらの多くは肝炎ウイルスが主要な原因と考えられており、これに対する対策が重要な課題となっている。

以上のウイルスはヒトに対して確かに発がん性をもつと認められているが、そのほかにEBウイルスが鼻咽腔や上咽頭がんの原因として、またパピローマウイルスが子宮頸がんの原因として考えられている。

Ⅲ章　アスベストによる発がん

1　アスベストは最も危険な発がん物質

アスベスト（石綿）は確かな発がん物質であるが、ほかと区別してここでとくに一章を設けた。それは、アスベストによる発がんに関する正しい情報提供の必要性と、国家的規模での対策がいま最も切実に求められているからである。そのためにも、アスベストがどんなに危険で厄介なものかを十分知る必要があり、その危険性は強調してもしすぎることはない。アスベストが危険な理由はいろいろあるが、以下それらを四点にまとめて述べる。

ヒトに対する強い発がん性

第一に、アスベストは数ある発がん物質のなかで、ヒトに対する発がんの危険が最も高いことである。表II-1にみられるように、化学物質によるヒトのがんは、濃厚曝露による職業がん並びに医薬品投与によるがんと、稀薄曝露によるがんに大別できる。このうち、職業がんの原因物質は職場の設備改善で濃厚曝露を防止したり、染料工場のナフチルアミンのようにそれでもなお危険なものは製造禁止にするなどの対策によって、ヒト発がんの例は現在はほとんどみられないようになった。それに対して、アスベストはいまでも濃厚曝露による職業がんも、稀薄曝露による環境汚染がんのいずれも発生しつづけており、しかもそれは増加の傾向にある。

アスベストは、X線、放射線と並んで最も確実にヒトにがんをつくる物質であるが、X線などについては十分な防護措置によって、ヒト発がんの危険はほとんどないのに対して、アスベストへの曝露を回避するのは容易でない点で厄介である。そのため、いま人類にとって最も危険な発がん物質はアスベストであるということができる。

消滅しない不滅のもの

第二は、アスベストはギリシア語で「不滅のもの」といわれるように、時の経過によって消えてなくなることがないため、たといいま製造と使用を全面禁止したとしても、いままでに使用したものはそのまま存在しつづけるため、時間とともに消えたり無毒化する一般の発がん化学物質とまったく異なるということである。

世界的にアスベストの使用が増えたのは二〇世紀に入ってからであり、一九二〇年には世界で年間二万トンにすぎなかったものが、一九八〇年代に入るとその二〇〇倍以上の年間五〇〇万トンと大幅に増えた。国際がん研究機関が、すでに一九七〇年代にアスベストを確実にヒトにがんをつくる物質として認定したにもかかわらず、世界的にアスベスト使用規制の動きは鈍かった。一九八〇年代に入ってアスベストの危険性が十分認識されるようになり、ドイツや英国などヨーロッパでは使用禁止に踏みきる国が増えはじめた。一九八六年には、国際労働機関（ＩＬＯ）により、「アスベストの使用における安全に関する条約」が採択された。この条約の採択にあたり、全面使用禁止か安全対策を講じながら使用する「管理使用」を認めるかで議論がなされた。日本や主要輸出国であるカナダなどが管理使用を強く主張したため、条約はそれを認める内容となり、全面的な使用禁止とはならなかった。

とくに日本の場合、一九七四年の輸入量三五万トンのピークから一九八〇年代に入ると一九八二年に二二万トン、八五年二四万トンと減少したものの、その後再び三〇万トンを超えるなど、アスベスト使用規制の動きは極めて鈍かった。一九九〇年代に入ってようやく減少に向かい、一九九三年の二一万トンから二〇〇四年には約一万トンに大きく減少した。そして同年に労働安全

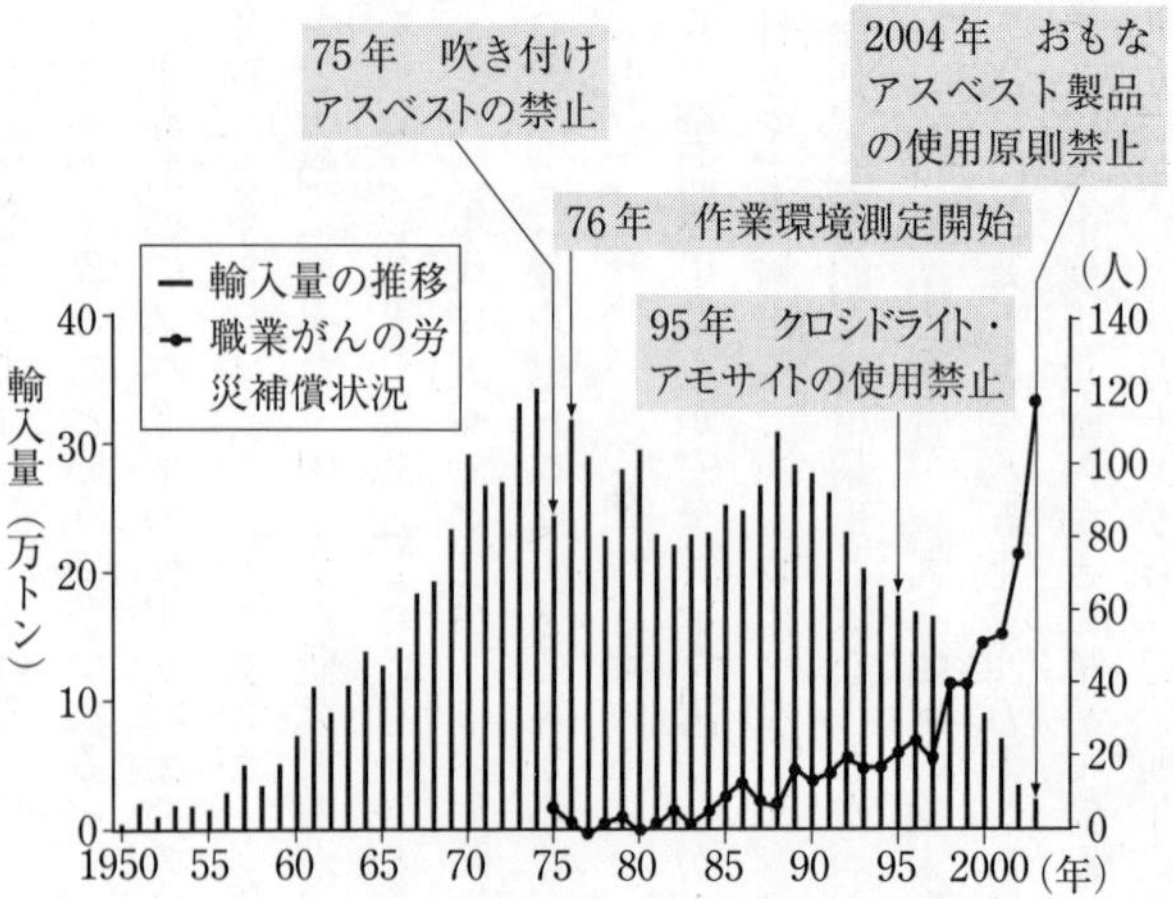

図Ⅲ－1　アスベストの輸入量と中皮腫等労災認定者数の推移。財務省貿易統計と厚生労働省資料による（日本化学会，化学と工業，59巻№2，2006年）

衛生法により石綿の使用禁止措置がとられた結果、ようやく輸入量ゼロとなった（図Ⅲ－1）。

ヒトがんへの危険性が厳しく指摘されてからもなおこのように使用量が減少しなかったのは、アスベストは耐熱性、電気絶縁性に優れているため、建築資材や各種の部品など三〇〇〇種もの製品に使用されていて、これに代わる優れた代替品が容易に見つからないからである。さらに日本の場合、一九六〇年代以降の高度成長期の建築ブームでアスベストの需要が増大の一途を辿る状況のなか、行政も企業も健康被害に対する取り組みを怠ったことが結果的に使用規制の動きを阻んだといえる。

このように、わが国のアスベスト対策は欧

米に比べて大きく遅れたが、二一世紀に入って世界的な全面禁止の流れのなかでようやく全面禁止へ踏みきることとなった。しかしいままでに輸入されたアスベストの量は一〇〇〇万トンに及ぶといわれており、これは不滅のものであるため、そのまま日本列島の各地にいろいろの形で存在していることになる。アスベストの九〇パーセントは屋根や壁などの建材に使用されているため、今後建物の改築や撤去などの作業に伴って周辺に飛散し、拡散することは避けられない。実際、阪神淡路大震災後のビル解体現場のアスベストの濃度は、一般住宅地の三〇倍にものぼったといわれる。このように、アスベスト問題の深刻さは過去のアスベストへの曝露だけでなく、将来にわたって新たな曝露が避けられない点にある。

ごく微量でも発がんの危険

第三は、アスベストは単に強い発がん物質というだけでなく、ごく微量でヒトにがんをつくる点で非常に特異で危険な物質だということである。カビ毒アフラトキシンは最強の発がん物質といわれているが、わが国でこのものによるヒトのがん発生の報告はない。高温多湿のアフリカでヒト肝がんの危険性が指摘されているが、その場合でもアフラトキシン単独でがんをつくるのは稀で、大部分は肝炎ウイルスとの協同作用によるといわれている。このように、最強の発がん物質アフラトキシンでも単独では滅多にヒトにがんをつくらないのである。

ところがアスベストはごく少量でも単独でヒトにがんをつくることが知られており、このような例はほかには知られていない。染料工業従事者に膀胱がんをつくることがわかった2-ナフチルアミンは、製造、使用が全面禁止されるほど危険な発がん物質であるが、それでも三〇年あまり職場で濃厚曝露した人たちに限ってがんの発生がみられるもので、稀薄曝露で発がんした例はないのである。

これに対して、作業中にアスベストが付着した衣服を家庭に持ち帰り、洗濯などでこれに接触した家族にがんが発生する例にみられるように、アスベストは想像以上に少量でヒトにがんをつくる危険な物質である。

このようなアスベストの恐ろしさに人びとが注目して社会問題のきっかけとなったのは、二〇〇五年六月二九日の大手機械メーカー「クボタ」の記者会見であった。そこで、クボタ旧神崎工場の従業員に肺がん一七人、中皮腫《ちゅうひしゅ》四六人のアスベスト関連がん患者が発生していたことと、尼崎市にある工場周辺にかつて居住していた人で中皮腫になった三人に見舞金を支払うことを明らかにした。この発表のあと、次々とアスベスト関連企業から肺がんや中皮腫の患者発生が報告された。マスコミを通じたこれらの報道をおそらく国民は寝耳に水のような驚きをもって聞いたのではあるまいか。というのは、それまでアスベストがそれほど恐ろしい危険な発がん物質であることを人びとは知らされていなかったからである。しかし、二〇〇五年六月のクボタの発表に始まったアスベスト関連企業のがん患者は、そのとき突然発生したのではなく、それ以前の一九七〇年代からすでに発生しつづけていたのである。

そのことは厚生労働省が二〇〇五年七月と八月に、石綿曝露作業者にかかる労災認定患者を発表し、一九七六年度から二〇〇四年度までに肺がん三四六件、中皮腫五〇二件が労災認定を受けていたことを発表したことからもわかる。認定患者がこれだけいることは、未認定患者がかなりの数存在していたことは容易に想像できる。

過去三〇年間にこれほどたくさんのがん患者が出ているにもかかわらず、なぜこれが行政レベルで大きな問題として取り上げられず、社会問題にもならなかったのか大きな驚きである。その理由として、一つは先に述べたように一九八六年のＩＬＯの条約採択時に、日本は使用禁止ではなく、管理使用を主張したことからもみられるように、健康被害問題よりも経済成長優先の気運があったからと思われる。このほか、アスベスト使用が欧米に四〇年あまり遅れて始まり、そのため研究面でも遅れていたこともあって、研究者の関心もいま考えると驚くほど低かった。ごく一部の研究者はアスベストの危険性に関する海外の論文を参考にして国内での研究を進めていた。しかし、たとえば産業医学総合研究所の森永謙二博士が、一九八三年にアスベストとがんの関連について学会発表したとき、質問もなく、まったく注目されなかったという。

著者は現役時代にアスベストによる発がんメカニズムに興味をもっていたことから、アスベストとがんの関連についていくつかの海外の論文に目を通していた。そのこともあって研究の第一線を退いて二年後、自著につぎのように書いた。これは一九八六年に米国の環境保護局（EPA）が、一〇年後にはアスベストの全面使用禁止を提案したとの報道を受けたものである。「アスベストの年間使用量が米国の二四万トン（一九八五年）よりも多い二六万トンにおよぶわが国の場合、問題はより深刻にもかかわらず、使用禁止の動きはみられない。これは、米国ではアスベストとヒトのガンの関係について古くからくわしい研究がなされて、その危険性が学界だけでなく広く一般に認識されているのに対して、わが国ではこの分野の研究が立ち遅れていることによると思われる。実際、アスベストの影響についてのわが国での系統的な調査はようやく始まったばかりでデータは少ない。しかし一九八六年四月、大阪府立成人病センターの横山医師らの報告によると、大阪府下の石綿紡績工場従業員の追跡調査の結果、肺ガン死は一般の六・八倍にも上ることが明らかになった。今後このような系統的研究が進むにつれて、わが国におけるアスベスト禍の実態が明らかになると思われ、それらを基礎に早急な対策が必要である」（『ヒトのガンはなぜ生じるか』講談社ブルーバックス、一九八七年）。

これに対して研究者からも一般の人からも反響は一切なかった。当時すでに早急な対策が必要だったにもかかわらず、アスベスト問題が行政レベルで取り上げられ、社会問題になるのは、それから二〇年後のことである。

タバコとの相乗作用

第四は、アスベストがタバコの発がん性に対して非常に強い相乗作用をもっているということである。タバコ発がんを増強するものとしてアルコール、大気汚染、放射線などが知られているが、アスベストの相乗効果——両者の和以上の効果——は際立って大きいのが特徴である。すなわち、ノンスモーカーでアスベストにも曝露しない人の肺がん死亡率を一とすると、スモーカーでアスベストに非曝露、またノンスモーカーでアスベストに曝露の場合の死亡率が五～一〇に対して、スモーカーでアスベスト曝露の場合、実に五〇～九〇と飛躍的に増大する。このことは、アスベストは一般的に危険な発がん物質というだけでなく、スモーカーにとってはとくに注意を要するものであることを示している。

2　アスベストによる環境汚染と中皮腫

以上のように、タバコによる肺がんとアスベストは互いに強い相乗作用を示すが、アスベストによるもう一つのがんである中皮腫についてはタバコとの相乗作用はみられない。それはタバコの煙とアスベストはともに肺に到達して作用し合うのに対して、中皮腫の起きる胸膜や腹膜には

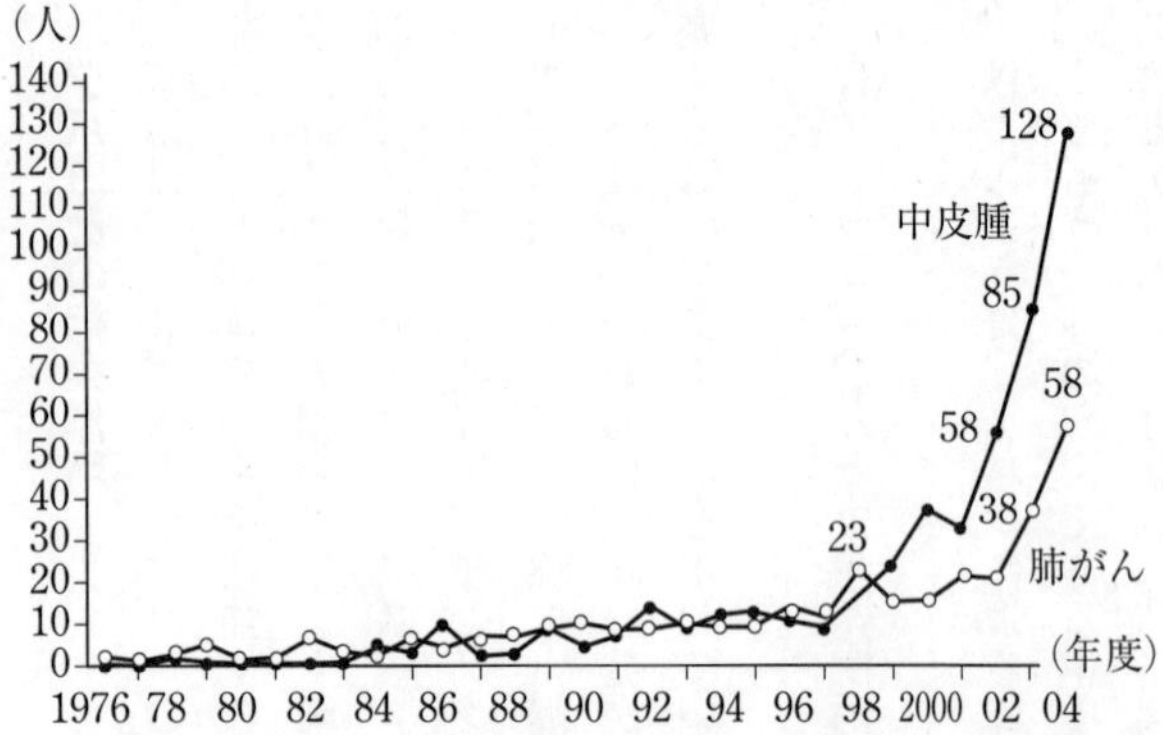

出所）厚生労働省労働基準局補償課職業病認定対策室

図Ⅲ－２　石綿による肺がん・中皮腫の年次別労災認定件数の推移（森永謙二編著，アスベスト汚染と健康被害，日本評論社，2005年）

タバコの煙が到達しにくいためと思われる。このように、中皮腫はタバコとの相乗作用という一つの危険因子は除かれるものの、肺がんに比べてはるかに微量で発症する点で最も警戒を要する。前に述べた家庭に持ち帰ったアスベスト付着の作業着に接触した家族が発症した例、さらにアスベスト関連工場周辺の住民が稀薄曝露して発症したのはいずれも中皮腫である。このように環境中に微量に存在する物質とヒトのがん発生が一対一の対応で確認されたのはアスベストが最初である。この意味で環境中に存在するアスベストによる中皮腫の危険に関する対策は今後の重要な課題である。

実際、厚生労働省の認定患者数でみても、肺がんよりも中皮腫が多いことでもわかるように（図Ⅲ-2）、中皮腫の犠牲者は増大する一方で、現在年間八〇〇人前後のところ、今後大幅に増えてこれからの四〇年間に合計一〇万人に達するという予測もある。アスベスト関連企業の従業員だけでなく、工場周辺の住民や建物解体現場周辺の住民などを含めて万全の中皮腫対策が強く求められる。

3　なぜアスベストでがんが生じるか

DNAに結合しない繊維状物質がなぜ

アスベストは私たちの日常生活のなかで最も身近なものの一つである。建物の屋根や壁に多く使われるだけでなく、車のブレーキ、ビニルタイル、紡織品などに使われ、さらに身近なところでは魚焼きの網やトースター、ヘアドライヤーなど電化製品の断熱材料などいたるところに使われている。

このように身近でしかも人工品でない天然産の物質に発がん性があることを知って人びとは驚き、そして不安にかられた。それは一般の人たちだけでなく、研究者にとってもアスベストのような繊維状物質がなぜがんをつくるのか容易に理解できなかった。というのは発がんの第一段階は、発がん物質がＤＮＡに結合して突然変異を起こすというスキームが一般に確立されていたからである。ところがアスベストはＤＮＡに結合しないし、突然変異も起こさないため、アスベストの発がんメカニズムは長い間謎とされてきた。

発がんメカニズムに活性酸素の登場

アスベストの発がん性について、最初はアスベストそのものではなく、混入しているクロムや砒素などの発がん物質が疑われた。しかしこれらでアスベストの強い発がん性を説明することはできないことがわかった。一九八〇年代から九〇年代になって、活性酸素がアスベスト発がんに関与することを示す実験事実が次々と見つかり、活性酸素が大きく浮かび上がってきた。

これらの実験を通じてアスベストからの活性酸素生成は二つのメカニズムによることがわかった。第一は、アスベストに含まれる鉄が触媒として働いて細胞中に存在する過酸化水素からヒドロキシルラジカル（・OH）が生成するというものである。鉄の存在下で過酸化水素から・OHラジカルを生成する反応はフェントン反応と呼ばれる有名な反応である。過酸化水素も活性酸素の一種であるが、より活性の強い・OHラジカルが生成することによってDNAに障害を及ぼして細胞をがん化させるというものである。

このメカニズムを支持する事実として、アスベストのなかで発がん性の強い青石綿（クロシドライト）と茶石綿（アモサイト）の鉄含有量は二七パーセントと高く、発がん性が低い温石綿（クリソタイル）は二〜六パーセントと低く、鉄含有量と発がん性がよく対応していることである。

第二のメカニズムは、鉄の関与なしに活性酸素の生成を考えるもので、細くとがったアスベスト繊維が細胞中の好中球やマクロファージを刺戟して活性化することによってスーパーオキシドアニオンラジカル（$O_2^{\cdot -}$）、・OH ラジカル、過酸化水素などの活性酸素生成を誘起するというものである。このメカニズムが実際に生起していることは、アスベストを化学処理して鉄分を除去したものでも活性酸素が生成し、ラットにがんをつくることからもわかるという。

以上のようにアスベストの発がん性を活性酸素で説明する二つの説を紹介したが、もちろんこれらは現在考えられる仮説であって、アスベスト発がんの本当のメカニズムはまだ確定しているわけではない。ただ、ここでとくに興味のあるのは、放射線発がんやタバコによる発がんも活性酸素が関与することが知られており、この点でアスベスト発がんのメカニズムもこれらと共通のものである可能性を示唆していることである。

Ⅳ章　確かな発がん物質に準ずるもの

これまでにヒトや動物にがんをつくる確かな発がん物質について述べた。これらは登山でいえば五、六合目から下の見晴らしのよいところにあってその正体がよくわかっているものである。

本章ではタバコとヘリコバクター・ピロリを取り上げ、ヒトに対する発がん性を中心に述べるが、これらはいままでに取り上げた確かな発がん物質と違ってまだわからない未解決の問題を多く含んでいる。すなわち、確かな発がん物質については、その構造が分子や原子のレベルで確認されているのに対して、発がんの本体についてその構造を分子レベルで確認するに至っていない。その意味での曖昧さがあるため、「確かな発がん物質に準ずるもの」という表現を用い、登山にたとえれば六合目と七合目の境界付近にあるものとした。

1 タバコ

タバコと肺がん

のちに述べるように、ヒトのがんの約三〇パーセントはタバコが原因と見積もられている。世界保健機関（ＷＨＯ）によると、現在世界中で年間四二〇万人が喫煙が原因で死亡し、二〇三〇年には一〇〇〇万人を超えるという。このうち最も多いのががんであり、なかでも肺がんが圧倒的に多い。わが国でもがん死亡約三二万人のうち、胃がんを抜いて肺がんが第一位で、六万人を超える（〇五年度でみると男四万五一八九人、女一万六八七四人）。これらの多くは喫煙が原因であり、いまや喫煙対策が最重要課題の一つである。

ヒトのがんの原因として最初にタバコに注目したのは英国の疫学者ドルである。疫学は別名流行病学ともいわれ、ある地域になんらかの病気が流行したとき、その地域の集団を対象にして病気の発生状況や感染経路などから、原因をつきとめる学問である。わが国では、昭和四〇年代に流行したスモン病の原因究明に大きな力を発揮したことで知られている。

ドルの先駆的な研究以降、疫学研究がヒトのがんの研究の主流となり、現在はヒトのがんを論ずるとき、疫学研究を抜きにして語ることはできない。本書でもこれからいたるところに疫学研究という言葉が出てくるので、ごく簡単に説明しておきたい。疫学研究にはケース・コントロール（患者・対照）研究（後向き研究ともいう）と、コーホート（前向き）研究がある。前者は患者群と、それとほぼ同じ条件の非患者群（対照群）の過去の履歴を比べて病気の原因を調べるものである。一方、コーホート（前向き）研究は、ある群（コーホート）の人たちについて、たとえばがんの場合は喫煙状況とか食事内容などを将来に向けて何年かにわたって追跡して、両者を比較するものである。

一九二〇年代以降英国ではとくに男性の肺がんが急増し、そのため行政はドルら疫学者を中心とする委員会を組織して原因究明に当たった。最初は工場煤煙や車の排気ガスなど大気汚染が疑われたが、調べていくうちにこれらの寄与はせいぜい数パーセント以下にすぎず、肺がんの九〇パーセントがタバコによることがわかった。この思いがけない結果にドル自身驚いたといわれるが、最初は世界中の人たちもこのことを容易に信じなかった。しかし、その後研究が進むにつれてタバコと肺がんの因果関係はますます確かなものとなり、いまではタバコは食物・栄養と並んでヒトのがんの大きな原因とみなされるようになった。

紙巻きタバコの消費量と肺がん

現在では、タバコが肺がんの原因であるという考えはかなり社会一般に滲透《しんとう》して、これに反対

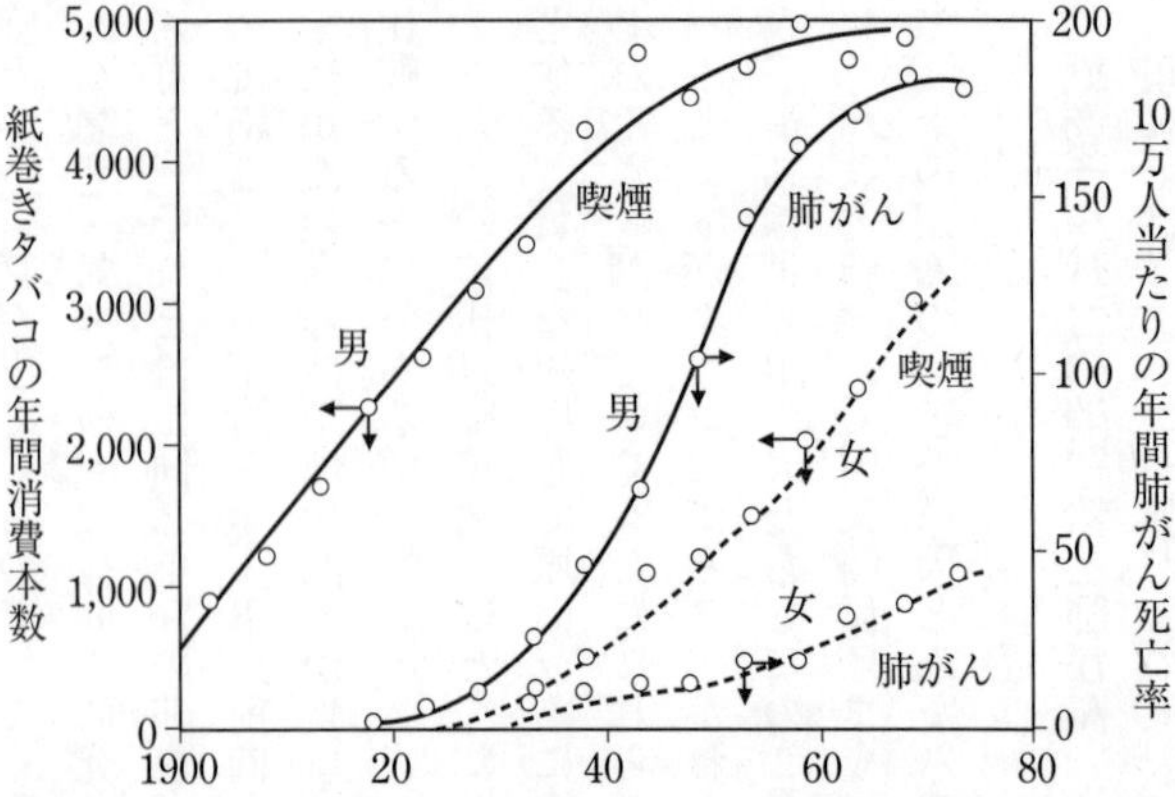

図Ⅳ－１　英国における紙巻きタバコ消費量と肺がん死亡率との関係（J.Cairns, *Scientific American*, 72, Nov.1975）。図中の矢印は、矢印の向きの縦軸、横軸の値に（たとえば男の喫煙のグラフは、紙巻きタバコの年間消費本数と年代に）対応していることを示す

する人は少なくなったが、一九八〇年以前にはヘビースモーカーで肺がんにならない人たちがいることなどを根拠に、タバコ肺がん説に強く反対する人たちが一般の人だけでなく研究者のなかにもいた。これに対して、一九七〇年代から八〇年代にはタバコと肺がんの密接な関連を示すいろいろの統計データが提出された。それらの主なものを図に示す。

図Ⅳ-1は英国における紙巻きタバコの消費量に比例して肺がん死亡率が増加する様子を示すものである。英国では一八九〇年代から男性の間に紙巻きタバコが普及しはじめたが、それに応じて男の肺がんが急増した。喫煙時期と肺がん死の間の二〇～三〇年のずれはがんの潜伏期を示すものと

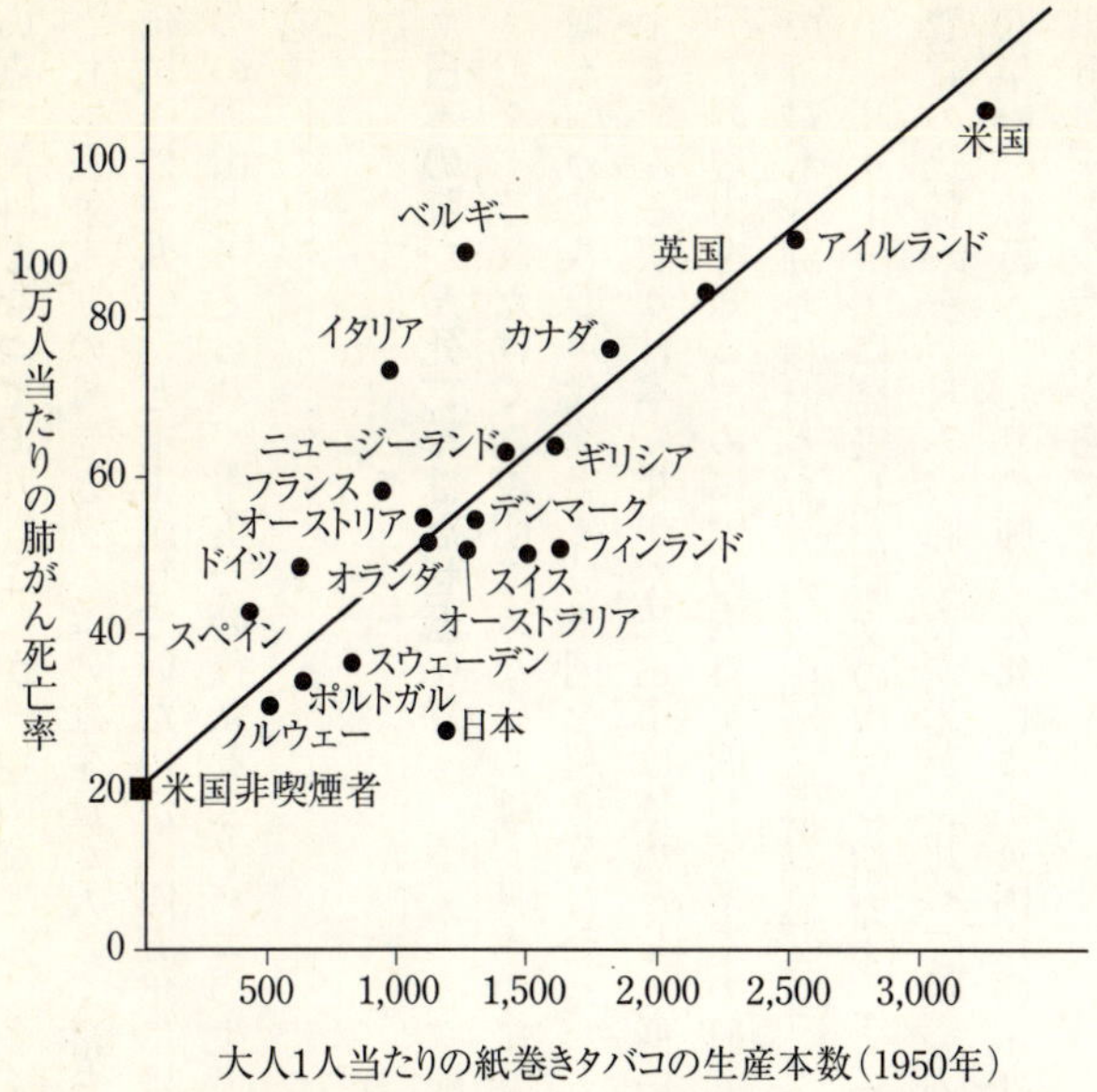

図Ⅳ－2　各国における紙巻きタバコ生産量と肺がん死亡率の関係。縦軸は1977年、1980年のＷＨＯ統計から得た各国の35～44歳までの男女に関する死亡率の平均値（R. Doll and R. Peto, *J. Natl. Cancer Inst.*, 66, 1192, 1981）

して説明された。図によると女子の肺がん発生が男子に比べて遅くなっているが、これは女性の間に喫煙が普及しはじめたのは一九二〇年代以降とかなり遅いことによる。

図Ⅳ-2は世界二一ヵ国の一九五〇年の紙巻きタバコの生産本数と死亡率の関係を示したものである。この図が示すように、紙巻きタバコの生産本数と肺がん死亡率の間に見事な相関関係がみられる。図をみると、日本の肺がん死亡率はタバコ生産本数から予測される値に比べてかなり低い点で例外となっており、これが一つの謎として多くの研究者の興味の対象となった。この理由として戦争末期の紙巻きタバコの生産量が大きく落ち込んだことが考えられた。すなわち、四二年に一億一九〇〇万本生産していたのが、四五年には二二〇〇万本と大きく減少した。これが一つの理由と考えられ、事実その後紙巻きタバコの生産量が増加するのに比例して肺がん死亡率も上昇している。

日本の肺がん死亡率はなぜ低いか

ただ、それだけでは説明できないのは、日本の紙巻きタバコの消費量は一九六〇年代に急激に増え始めて八〇年代後半には米国を超えるに至った（図Ⅳ-3）。それにもかかわらず、八〇年代まででみる限り日本の肺がん死亡率は依然として低いからである。

この理由を知るために国の内外を問わず多くの研究者がこの問題を取り上げて論じたが、ここでは最も詳細な検討を行った米国健康財団のウィンダーとホフマンが一九九四年に「キャンサー・リサーチ」に発表した論文の内容を紹介する。ウィンダーらは図Ⅳ-3の紙巻きタバコの消費量の比較から、日本の肺がんが米英に比べて低いのは理解できないという。すなわち八六～八八年の一〇万人当たりの肺がん死亡率が英国六〇・九、米国五六・九に対して日本は二八・六と半分以下と少ないからである。

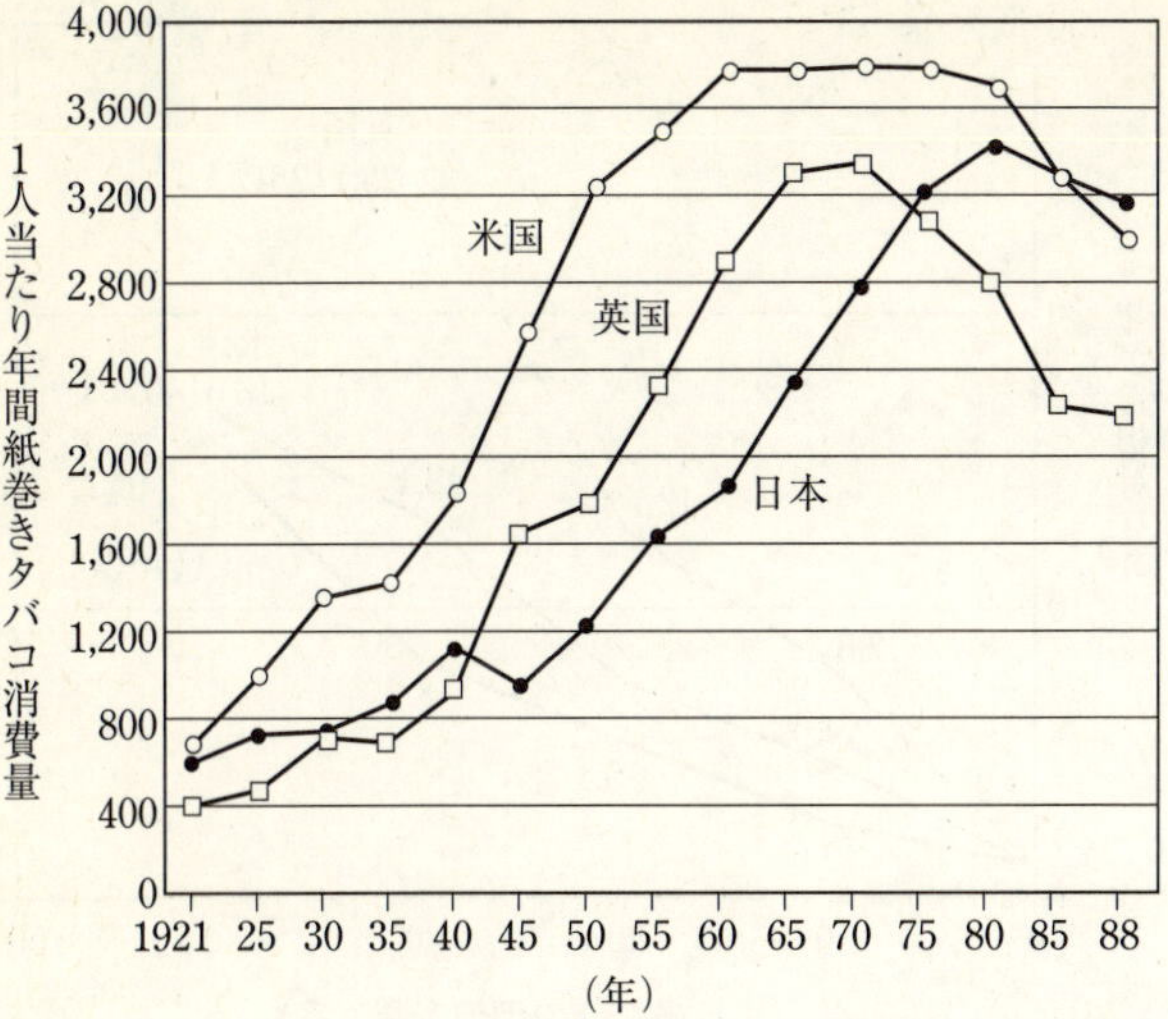

図Ⅳ－３　　米国、英国、日本の紙巻きタバコ消費量の年次推移
(E. L. Wynder and D. Hoffmann, Cancer Res., 54, 5284, 1994)

第一の理由として喫煙開始年齢の違いが考えられた。すなわち、米国では一六～二〇パーセントが一四歳以下で喫煙習慣があり、四九～五六パーセントが一五～一九歳の間にスモーカーとして定着する。これに対して、日本では喫煙開始年齢一四歳以下は一パーセントにすぎず、六〇パーセントが二〇～二四歳の間にスモーカーとなる。疫学研究から喫煙年齢が低いほど発がんのリスクが高くなることがわかっており、このことと日本の喫煙開始年齢が高いことを併せ考えれば、日本の肺がんの少ない理由の一つがこのことによるのではないかという。

さらにウィンダーらは、同じ紙巻きタバコ消費量でも日本人の肺がんリスクは米英

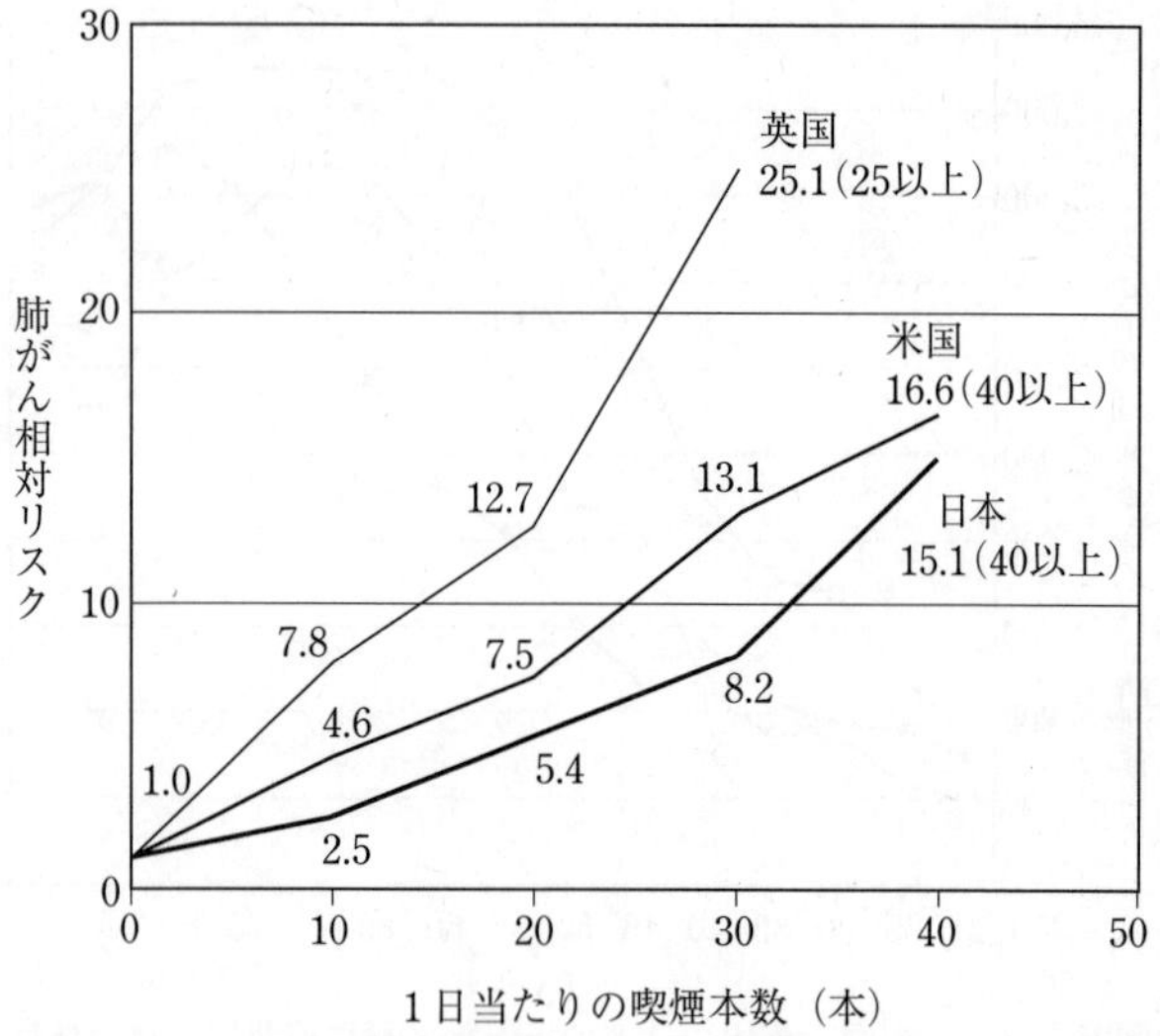

図Ⅳ－４　　喫煙本数と肺がんリスクの米国、英国、日本の男性に関する比較（出典文献は図Ⅳ－３と同じ）

両国人よりもかなり低いという一九九〇年の平山雄博士の報告（図Ⅳ－４）を引用して、これも一つの理由として挙げている。同じ喫煙量でなぜ日本人の肺がんリスクが低いのかについて、ウィンダーらは米国ではフィルター付き紙巻きタバコが一パーセント程度にすぎないのに対して、日本では七〇パーセント以上がフィルター付きであり、これによってニコチンや発がん物質が取り除かれるからだという。

さらにウィンダーらは食生活の違いを理由の一つに挙げている。たとえば、一九五〇～八五年の米国人の全摂取カロリーに占める脂肪の割合が四〇・〇～四三・五パーセントに対して、日本は七・

九〜二四・五パーセントとかなり低くなっている。脂肪摂取量が多いほど肺がん発生率が高くなるという疫学データに照らして、日本人の脂肪摂取量が少ないことも肺がん死亡率が低いことの一つの理由になると考えた。このほか日本では強いがん抑止作用をもつゲニスタイン（イソフラボンの一種）を含有する大豆の摂取量が一日当たり一〇〜三五グラムと多いことも一因ではないかという。

日本の肺がん死亡率は低くない

以上、紙巻きタバコの消費量に比べて日本の肺がん死亡率が低いのはなぜかという問題についてウィンダーらの研究を紹介したが、現在なおこの問題が重要な研究課題になるかどうかについては再考の余地があるのではないかと著者は考える。というのは、ウィンダーらの報告は一九九四年であり、一九八〇年代までのデータに基づいて論じているが、一九九〇年代以降各国の肺がん死亡率は大きく変貌しているからである。というのは、九〇年代以降米国や英国などの肺がん死亡率が頭打ちか減少に転じているのに対して、日本の肺がんは急激に増加している。たとえば一九八八年の日本の肺がん死亡者は三・三万人であったが、二〇〇五年には六・二万人と約二倍に増えているのである（一〇万人当たり二七・四→四九・二）。このような急激な増加はおそらく図Ⅳ-3にみられるように、日本の紙巻きタバコの消費量が一九六〇年以降急激に増えており、その影響が三〇〜四〇年経った一九九〇年代以降に現れ始めたと考えればよく理解できる。こうして今世紀に入って以降は日本の肺がん死亡率は米国や英国とほぼ同程度になっているのである。

以上のことを考えると、紙巻きタバコの消費量に対して日本の肺がん死亡率が米英など欧米諸国に比べて低いというのは一九八〇年代までにみられていた現象であったが、現在は日本も欧米並みに紙巻きタバコ消費量と肺がん死亡率はよく対応する状況になっている。こうして、ここでも私たちは肺がんの原因としての紙巻きタバコの重要性をはっきりと知ることができるのである。

タバコによる肺がんを減らすために

図Ⅳ-3にみられるように、日本の紙巻きタバコ消費量は一九五〇年代以降急激に増大し、一九八八年には米英両国を凌駕し、これが八八年に比べて二〇〇五年に肺がん死が倍増した主要な原因になったことは間違いない。米英両国が一九八〇年代以降かなり急激に消費量が減少しているのに対して、日本の場合減少は緩慢であり、このことによって日本の消費量が両国を上回る結果となったことがわかる。

そこで、一九八八年以降日本のタバコ消費量がどのように推移したかは将来の肺がん発生を予

年	販売数差	対前年比
1985	3,107	99.4
1986	3,084	99.2
1987	3,083	100.0
1988	3,064	99.4
1989	3,138	102.4
1990	3,220	102.6
1991	3,283	102.0
1992	3,289	100.2
1993	3,326	101.1
1994	3,344	100.5
1995	3,347	100.1
1996	3,483	104.1
1997	3,280	94.2
1998	3,366	102.6
1999	3,322	98.7
2000	3,245	97.7
2001	3,193	98.4
2002	3,126	97.9
2003	2,994	95.8
2004	2,926	97.7
2005	2,852	97.5
2006	2,700	94.7

表Ⅳ－1　我が国における紙巻きタバコ販売数量と対前年比
（単位：億本）（社団法人日本たばこ協会提供）

測する上で重要な指標となる。その意味で表Ⅳ－1の日本の紙巻きタバコの販売数量と表Ⅳ－2の男女スモーカーの一日当たりの紙巻きタバコの消費本数のデータは極めて重要である。

これらの表をみると、年間販売数量とスモーカー一日当たりの消費本数ともに一九八八年以降九〇年代末まで殆んど変化がみられず、二〇〇〇年以降僅

年	男	女
1988	24.7	16.2
1989	25.0	17.3
1990	24.7	18.1
1991	25.1	17.7
1992	24.4	17.2
1993	24.8	17.0
1994	24.9	17.1
1995	24.8	17.2
1996	24.3	17.4
1997	24.4	17.1
1998	24.1	17.1
1999	24.3	16.1
2000	24.2	17.3
2001	23.9	17.2
2002	23.3	16.7
2003	22.9	17.2
2004	22.4	16.5
2005	22.3	16.0
2006	22.3	16.3

表Ⅳ－２　日本人男女スモーカーの１日当たりの紙巻きタバコ消費本数（単位：本）（日本たばこ産業株式会社提供）

かに減少傾向を示すに過ぎない。欧米に比べて日本がなぜこのように禁煙効果が挙がらないのか大きな問題である。今後肺がん死亡を少しでも減らすために国家プロジェクトとして真に効果的な政策を大胆に実施することが切に求められる。

肺がんは喫煙本数に比例

タバコが肺がんの原因になる証拠として、ノンスモーカーに比べてスモーカーの肺がん死亡率が高く、しかもそれは喫煙本数に比例していることであり、図Ⅳ－5に平山雄博士のデータ

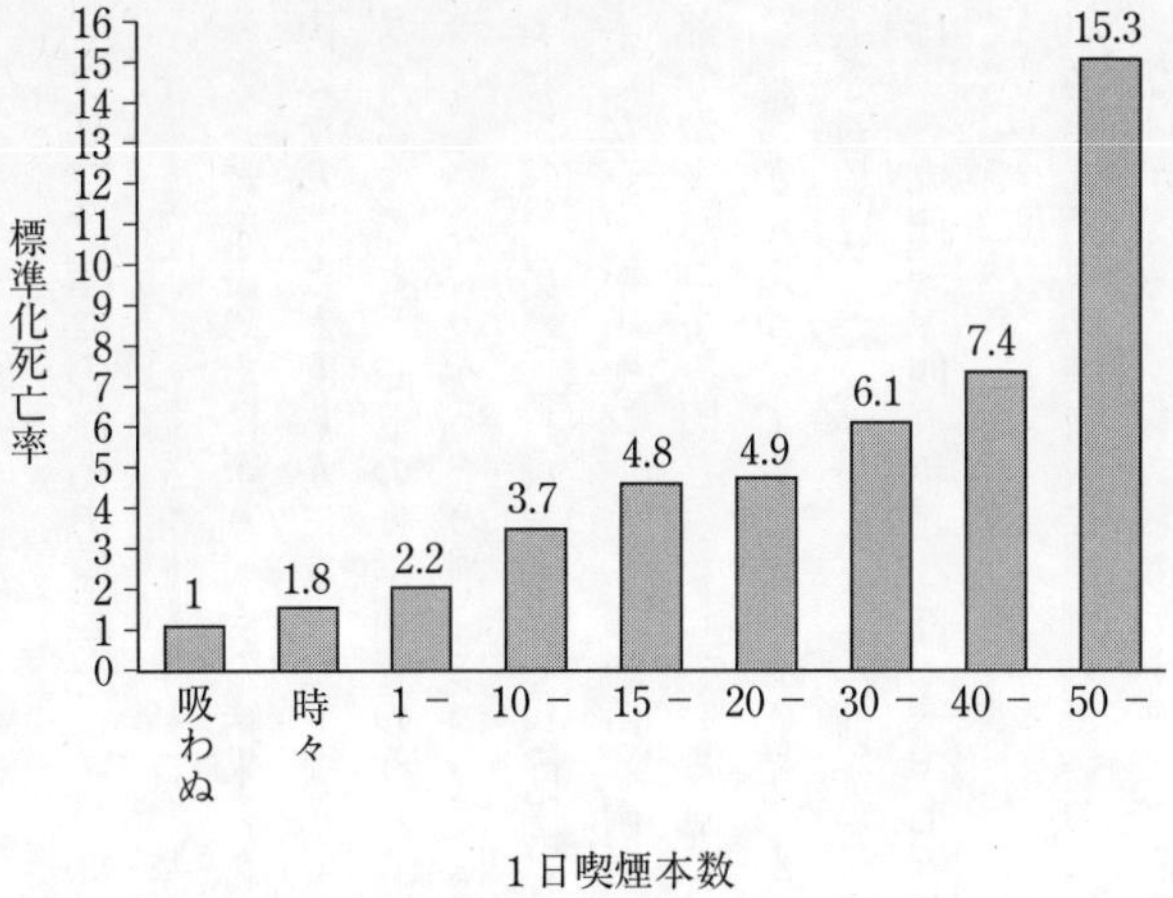

図Ⅳ－５　1968～1981年の前向き調査による喫煙本数と肺がん死亡率（10万人当たり）との関係（平山雄著，タバコはこんなに害になる，健友館，1984年）

を示す。これによると、一日五〇本の喫煙者の肺がん死亡率は非喫煙者の一五・三倍と高くなっている。

なお、タバコ発がんの特徴として、禁煙によって危険率が大きく減少することがある。たとえば、米国の統計によると、一日二〇本以上のヘビースモーカーの肺がん死は一〇万人当たり約二七〇人にもなるが（ノンスモーカーは一七人）、これらの人たちも禁煙すると一～四年後には一六〇、五～九年後には一〇〇に減少し、禁煙後一〇年以上になると危険率はぐんと減ってノンスモーカーと大差なくなるという。このことはスモーカーにとって一つの朗報といえる。もちろん、肺がん予防で最も大事なことは、最初からタバコを喫わないことであることは言うまでもない。

タバコは種々のがんの原因

ドルらの研究に端を発したタバコとヒトの肺がんに関する研究は、二〇世紀後半のがん研究の一大分野を占めるに至り、その結果、タバコは肺がんだけでなく、その他のいろいろのがんの原因になることが明らかになった。なかでも最も関連が深いのは膀胱がんであり、英国のスチブンスらによると、一七の疫学調査のうち一つを除いて、すべてタバコは膀胱がんの原因になると結論しているという。その割合については研究者によって違いはあるが、スチブンスは男で八五パーセント、女で二七パーセントと見積もったのに対して、米国のウィンダーは男四八パーセント、女三一パーセントとしている。両者の見積もりはかなり異なるが、ヒト膀胱がんのかなりの部分がタバコを原因とみなしている点では一致している。

膵臓がんについても疫学調査の結果から、タバコが主な原因と考えられている。たとえば英国人を対象にしたスチブンスらの研究によると、膵臓がんのうち、タバコが原因と思われるものは、一九四一～四五年と一九七一～七五年を比べると、男で二五パーセントから五二パーセントに、女で二パーセントから一五パーセントに増加したという。この増加傾向は明らかに同時期の紙巻きタバコの消費量に比例している(図Ⅳ-1)。膵臓がんの原因についてはまだよくわかっていないが、スチブンスらのデータによると、男の膵臓がんの約半分はタバコが原因ということになる。

その他、口腔がん、喉頭がんの大半はタバコによるものとされており、食道がん、腎がん、胃がん、子宮頸がんもタバコと関連するといわれ、タバコがいかにたくさんのヒトのがんの原因になっているかがわかる。

ヒトのがんの約三〇パーセントはタバコが原因

タバコは肺がんだけでなく、ほかのいろいろのがんの原因にもなることがわかったため、ヒトのがんの原因としてタバコがどれほど寄与しているかについて多くの研究者による見積もりがなされた。そのなかでドルの主張した約三〇パーセントという価が現在では多くの人によって支持されている。それはドルの見積もりがつぎのように大規模調査の結果とほぼ一致しているからである。

それは米国がん学会が中心となって一九五九年に米国人のノンスモーカー五〇万人を選び、七二年までの間にどのような病気で死亡したかを追跡調査した。そして、そこで得られた各年齢ごとの肺がん死亡率が米国の全人口に拡大適用できると仮定すると、一九七八年の米国の肺がん死は一万二〇〇〇人になる。しかし、この年に実際肺がんで死亡した数は九万五〇〇〇人であった。したがって、両者の差八万三〇〇〇人は喫煙が原因で肺がん死したと考えられる。さらに肺がんのほかにタバコと関連すると考えられている口腔がん、食道がん、膀胱がん、膵臓がんなどにも同じ方法を適用して、タバコが原因で生ずるがんの総数を見積もると、それは全体のがんの約三〇パーセントになるというものである。

以上はスモーカーについての話であるが、タバコ発がんは他人の喫煙の影響でノンスモーカーががんにかかる、いわゆる受動喫煙が大きな問題になっている。これを最初に見出したのは平山博士とギリシアの研究者たちであるが、平山博士によると、夫が一日二〇本以上喫煙している妻の肺がん死亡率はノンスモーカーの妻に比べて二・〇八倍も高いという。スモーカーのがんは自己責任であるが、受動喫煙の被害者は他動的で自らに責任がない点で問題は大きい。最近の報道によると、フランスでは企業や官公庁、学校、交通機関など公共の場所での喫煙を禁止する措置を実施したという。この措置の導入に当たって首相が、フランスでは毎日一三人が受動喫煙が原因で死亡している、としてこの措置導入への理解を求めたという。このことからも受動喫煙の問題の深刻さがわかる。

タバコ発がんの原因は何か

英国のドルらの疫学研究からヒトのがんの約三〇パーセントがタバコが原因であることがわかり、いまではこの数字はがん研究の世界では大きな異論なく認められている。ところが、そのタバコの中の何ががんの原因かについてはまだよくわからないのが本当である。タバコ中には、ベンツピレン、ナフチルアミン、ニトロソアミンなど、いわゆる典型的な発がん物質のほか、四〇種もの発がん物質が含まれ、さらに四〇〇〇種にのぼる物質が存在するといわれる。これらのタバコ成分のうちの何がタバコ発がんの原因かを考えるとき、最も可能性の高いものとして、まずベンツピレンなどの典型的な発がん物質が挙げられるのは当然である。しかし、現在そのように結論するだけの確かな証拠は得られていない。

すなわち、タバコ発がんの原因はこれであると分子レベルで同定されたものはまだなく、いろいろ推察している段階である。本書でタバコを確かな発がん物質に入れずに、それに準ずるものに分類したのはその故である。

発がん成分の分離

一九五〇年代に入って、タバコが肺がんの原因になるらしいということが次第に明らかになり、タバコ中の発がん成分を分離同定する研究が始められた。一例として米国のウィンダーらの研究についてみると、タバコの煙の濃縮物（タバコタール）を九〇以上の成分に分け、二〇〇〇匹以上のマウスを使って各成分ごとの発がん性を調べた。これはコールタールから発がん成分としてベンツピレンを分離同定する研究に比べて、もっと面倒で困難なものであった。それは一つには、タバコタール中のベンツピレン含量（一・三ミリグラム／キログラム）は、コールタール中のベンツピレン含量（一二・五グラム／キログラム）の一万分の一程度と非常に低かったからである。さらに、タバコはヒトにがんをつくるにもかかわらず、動物実験ではがんができにくいため、各成分ごとに発がん実験をして原因物質をつきとめるのが容易でなかった。タバコタールを皮膚に塗るだけではがんはなかなかできないため、タールを塗ったあと、発がんを促進する性質をもつクロトン油を塗ってがんを発生させるという方法を採用しなければならなかった。

このような困難な実験によって、ようやくタバコ中の発がん成分としてベンツピレン、ナフチルアミン、ニトロソアミンなどが分離同定された。さらにこのほか、それ自身発がん性はないが、発がんを促進する物質として、カテコール、ハイドロキノンなどのポリフェノール類が分離された。

本当にベンツピレンが原因か

大規模で忍耐強い実験によって、タバコ中の発がん物質としてベンツピレン、ナフチルアミン、ニトロソアミンなどが分離されたが、これらがタバコ発がんの本体であると直ちに結論するのは早計である。典型的な発がん物質として名高いベンツピレンがタバコ中に含まれていたことから、多くの人はこれがタバコ発がんの原因物質であると考え、現在それを前提にタバコ発がんを論ずることが一般になされている。しかし、これは確かな証拠に基づくものではないし、ベンツピレンについては大きな疑問すらある。確かにベンツピレンはごく少量で動物にがんをつくる強力な発がん性をもっているが、ベンツピレンそのものが原因でヒトにがんができた例はまだ知られていないのである。煤、コールタールは間違いなくヒトにがんをつくるので、表Ⅱ-1に載せられている。しかし、ベンツピレンはこれらの主要成分ではあるが、それ自身ヒトへの発がん性はまだ実証されていないという意味でカッコ付きになっているのである。

実際、ヒトに対してベンツピレンを投与して発がん性をみる実験がかつてなされたことがある。一九三九年にイタリアで入院患者二六人を対象にベンツピレンを皮膚に塗付するという、現在ではとうてい考えられない非人道的実験が行われた。この実験では、動物に一〇〇パーセントがんをつくる一パーセントという高濃度のものを一二〇日間毎日塗り続けたが、塗付部位が赤くなって良性のイボができたが、悪性のがんは一つもできなかったというものである。タバコ発がんの主な標的は肺であるから、皮膚で行われたこの実験結果をそのまま適用することはできないが、ヒトの皮膚に対してまったく発がん性のないものが、肺に対してはたしてがんをつくるのか疑問である。いずれにせよ、この実験に照らして考えると、タバコ発がんの原因を単純にベンツピレンとするのは早計である。したがって、現在のところタバコ発がんの原因物質はまだよくわからないというのが正確である。

膀胱がんの原因はナフチルアミンか

ベンツピレンとともにナフチルアミンがタバコタール中に存在することがわかったが、この物質はベンツピレンと違ってタバコによる膀胱がんの原因物質である可能性が高い。ナフチルアミンは職業がんのところで述べたように、染料工業労働者に高率に膀胱がんの発生がみられたが、イヌを用いた実験でも高率に膀胱がんをつくることがわかった。このように、タバコに含まれる物質のなかでヒト、動物ともに確実にがんをつくるのはナフチルアミンだけであり、これをタバコによるヒト膀胱がんの原因物質と考えても間違いないように思われる。

活性酸素が発がんを促進

前にイタリアでのヒトに対するベンツピレンの発がん実験について述べ、この結果からベンツピレンをタバコによるヒトへの肺がん発生の原因物質と結論するのは早計であるとした。しかし、これはタバコ発がんの原因をベンツピレンと断定するのは早計であるということであって、ベンツピレンがタバコ発がんで重要な役割を果たす可能性を否定するものではない。生成した純粋のベンツピレンに発がん性がみられなかったのは事実であるが、ベンツピレンを主要な因子とするコールタールがヒトに発がん性を有することも確かである。つまり、ベンツピレンはコールタール中のなんらかの成分との協同作用によってがんをつくっている可能性が高い。同じように、タバコ中のベンツピレンもなんらかのタバコ成分との協同作用でがんをつくる可能性は否定できないのである。

実際、ベンツピレンとの協同作用で発がんを助ける働きをする可能性のあるものが見出されており、それは前にも述べたように発がん促進作用をもつことが知られているカテコール、ハイドロキノンなどのポリフェノール類である。著者らは紙巻きタバコをヒトが吸うときとだいたい同じ程度に吸引し、出てくる煙を燐酸緩衝液で捕獲してその液を調べた結果、タバコの煙から多量の活性酸素（過酸化水素）が生成することを見出し、これがタバコ煙中のポリフェノール類から生ずることを明らかにした。さらに過酸化水素から活性の強い・OHラジカルが生成し、これがヒト培養細胞のDNA鎖を切断することを実証し、その結果は一九八五年に「ネイチャー」誌に掲載された。

活性酸素のこのようなDNA鎖の切断は発がん促進作用と関連すると考えられているが、その際発がんのきっかけをつくるイニシエーターとしてベンツピレンが働いている可能性は否定できない。このような観点からタバコ発がんにおけるベンツピレンの役割を考える必要があるのではないかと思う。

発がん二段階説と禁煙効果

一九四〇年代に米国のベレンブラムが発がん二段階説を提唱した。この説はその後いくつもの紆余曲折を経ながらも半世紀を経てなお生き続け、発がんメカニズムを論ずるときによく引用される。

この説の要点は、発がんのプロセスを発がん物質が細胞がん化のきっかけをつくるイニシエーションの段階と、そのあとがん化を促進するプロモーション作用の二つの段階から成ると考えるものである。イニシエーションは発がん物質がDNAに突然変異を起こして遺伝情報に狂いを生じさせることに対応すると考える。一方、プロモーション作用の内容はまだよくわからないことが多いが、ベレンブラムがこの説を提唱する根拠となったのは、動物の皮膚に発がん物質を塗付したあと、それ自身発がん性はないが、皮膚に対する刺戟性のあるクロトン油を塗り続けたところ、これを塗付しない場合に比べて発がんが大きく促進されるという事実である。その後、クロトン油からTPAという化合物が分離され、これが促進作用の本体であることがわかり、現在の実験ではすべてTPAが用いられる。

発がん二段階説には異論もあって、すべての発がんがこのようなメカニズムで進行するとは思われない。ただ、タバコ発がんには発がん二段階説によってうまく説明できることがいろいろあり、とくに禁煙効果の説明は説得的である。タバコ発がんでは前にも述べたように、禁煙するとその後の発がん率が低下するという、いわゆる禁煙効果がある。二段階説によると、イニシエーターとして少量の発がん物質を投与し、そのあとプロモーターを与え続けるとがんができるが、途中でプロモーターの投与を止めると発がん率が低下したり、がんができなくなる。これはスモーカーが禁煙すると発がん率が低下したり、ノンスモーカー並みになるという事実によく対応するようにみえる。

発がん二段階説のもつ重要な意味は、発がんはイニシエーターとしての発がん物質だけが重要なのではなく、プロモーターとしての促進作用物質も同じ程度、あるいはそれ以上に重要な役割を果たすということを明らかにしたことである。タバコ発がんにおいてはとくにプロモーション作用が重要なことは明らかであり、そこでプロモーターとして働く活性酸素の重要性を指摘しておきたい。

2　ヘリコバクター・ピロリ（ピロリ菌）

胃がんの原因のニューフェース

二〇〇五年のノーベル生理学・医学賞は、胃炎や胃・十二指腸潰瘍の発生に深く関わるヘリコバクター・ピロリ（ピロリ菌）を発見したオーストラリアのロビン・ウォーレン博士とバリー・

マーシャル博士に授与された。授賞理由に胃がんとの関連は挙げられていないが、ピロリ菌が胃がん発生に深く関わることは多くの疫学研究と動物実験で実証されており、国際保健機関（WHO）と国際がん研究機関（IARC）は一九九四年にピロリ菌は胃発がんに明らかに関与すると認定した。胃炎や潰瘍の原因物質としてだけでなく、胃がんの原因としてもほぼ間違いないことがはっきりしたことが、ノーベル賞授賞の理由になったことは間違いない。

それではピロリ菌とはどのような菌なのか。それは一九八三年にウォーレンが発見して以来、わずかに二〇年余にすぎず、病原菌としてもごく最近登場したニューフェースである。これが、いまでは胃がん発生の主役として研究者の大きな興味の対象となり、ピロリ菌を抜きにして胃がんを語ることはできないのが現状である。長い胃がん研究の歴史のなかで二〇年前にはピロリ菌の名前を口にする人は誰もいなかったし、もちろん胃がんと結びつける考えなど一切なかったのである。それがいま胃がん研究の主役の座を占めている。これもがん研究の複雑さと難しさを示す一例といえる。

強酸性の胃になぜ細菌が

ヘリコバクター・ピロリは日本語訳はなく、そのまま使われているので、本書でもそのまま使うが、略してピロリ菌と呼ぶことにする。ヘリコはらせん、バクターは菌、ピロリは胃に対応することから、胃内らせん状細菌という意味であり、グラム陰性菌である。ちなみにグラム染色したときアルコールで色素が脱離し、別の色素で赤く染まるものをグラム陰性菌といい、最初のグラム染色が残っていて別の色素で染まらないものをグラム陽性菌という。なお、前者は細胞膜がリゾチームという酵素で破壊されにくく、後者は容易に破壊されるという性質の違いがある。

二〇世紀を通じて細菌学は大きく発展したにもかかわらず、ピロリ菌がなぜ長い間発見されなかったのか不思議である。それは胃の中はpH1〜2という強酸性のため、そこには細菌は生存できないというドグマがあったことが最大の理由といわれる。胃炎患者の胃内の細菌を長い間研究していたウォーレンは、このようなドグマにとらわれず、さらに仲間の研究者からも信用されないなかで、これらの細菌が胃炎となんらかの関係があるに違いないと確信して研究を続け、その結果世紀の大発見へと導かれた。この発見によってがん、とくに胃がん研究に大きな転換をもたらし、これをコペルニクス的転回と呼ぶ研究者もいる。

ところで、ピロリ菌はなぜ強酸性の胃の中で生存し、活動できるのだろうか。それはこの菌が強いウレアーゼ活性をもっていて、胃粘液中の尿素を分解してアンモニアを産生し、これによって周辺を己の至適pHである6〜8にすることによる。

ピロリ菌感染と胃がん

ピロリ菌感染と胃がんの関係について世界中でいくつもの研究があるが、二〇〇一年に呉共済病院の上村直実博士（現国立国際医療センター）らが「ニューイングランド・ジャーナル・オブ・メディスン」に発表した前向き研究の結果が広く引用される。それによると、日本人男女一五二六人のうち一二四六人のピロリ菌感染者と、二八〇人の非感染者を七、八年間追跡した結果、感染群から三六人（二・九パーセント）に胃がんがみられ、非感染群では胃がんはゼロだった。この結果はピロリ菌感染と胃がんの密接な関係を示すものである。ここで興味のあるのは、その理由はまだ明らかではないが、胃がんの前段階として非潰瘍性消化不良、胃潰瘍、増殖性ポリープなどがあったが、十二指腸潰瘍からの胃がんは一例もなかったという。

その後、さらに厚生労働省の研究班による前向き研究で、約三万七〇〇〇人を一一～一三年間追跡した結果が二〇〇六年に報告されたところでは、ピロリ菌感染者の胃がんになる危険性は非感染者の五～一〇倍も高かったという。

以上のことから、ピロリ菌が胃がん発生に決定的に重要な役割を果たしていることがわかり、それはすでに確立されたタバコと肺がんの関係と同じ程度に確かなものといえる。ただ、タバコの場合ノンスモーカーでも肺がんになる例があるのと同じく、ピロリ菌非感染者にも胃がんになる例もあるので、ピロリ菌感染は胃がん発生の必要条件でもなく、また十分条件でもないことはタバコの場合と同じである。

ピロリ菌感染率はアルジェリア、ペルー、ベトナム、タイなど開発途上国で高く、アメリカ、フランス、オランダ、オーストラリアなど先進国で低い傾向を示す。これは全世界で六五万人に及ぶ胃がん死亡の三分の二を開発途上国で占めていることと無関係ではない。

わが国の感染率は若年層が先進国型、成人層が開発途上国型という二相性を示し、一〇歳代で二〇パーセント、二〇歳代で二五パーセントなど低率であるが、四〇歳以上では七〇パーセント以上で開発途上国並みに高い（一九九二年）。このような二相性は昭和二五年までの衛生状態の良くない時代に出生した人たちが高い確率でピロリ菌に感染したためと考えられている。

ピロリ菌による胃がん発生と活性酸素

ピロリ菌による胃がん発生のメカニズムはまだよくわかっていないが、おおまかにみて二つが考えられている。一つはピロリ菌自身か、それが出す毒素のようなものが発がんの原因になるという考え方であり、ほかはピロリ菌感染による胃粘膜の炎症ががんの原因になるというものである。そのいずれであるかはまだわからないが、現在では後者の考えが有力なように思われる。すなわち、長期にわたるピロリ菌感染によって、胃粘膜の萎縮が起こって萎縮性胃炎となり、さらに胃がんの前駆状態である腸上皮化生や異形成へと進んで胃がんになるという考え方である。この過程で作用する因子として食塩、ニトロソアミン系発がん物質、慢性炎症に伴うフリーラジカル系活性酸素（$\cdot OH$、O_2^-、$\cdot NO$）などが考えられるという。

食塩やニトロソアミンは従来胃がんと関連して常に問題とされてきた物質であるが、活性酸素はいままで胃がんとの関係で取り上げられることはなかった。ところが、ピロリ菌と胃がんの関係が明らかになるとともに、活性酸素が大きく注目されるようになった。それは長期にわたるピロリ菌感染で慢性炎症が起きることがわかり、炎症には必ず活性酸素生成が伴うことから当然の考え方といえる。

さらに活性酸素説を支持するものとして、胃上皮細胞にピロリ菌を感染させると活性酸素が生成するという事実がある。このほか、ピロリ菌感染者の腸上皮化生や慢性萎縮性胃炎の胃粘膜で、ヒドロキシルラジカル（$\cdot OH$）の攻撃の指標である8-ヒドロキシデオキシグアニンの濃度が増加していることが知られている。これらのことから、ピロリ菌感染による胃がん発生に活性酸素が重要な役割を果たすことは間違いないように思われる。

胃がんは細菌病か

以上にみられるように胃がんの原因として細菌の一種であるピロリ菌が登場したので、読者はおそらく胃がんも細菌病ではないのかという疑問を感じたに違いないし、それは当然のことである。そこでこの問題を取り上げることにするが、その前に細菌病とがんの違いについて考えてみる必要がある。

Ⅰ章の「がんとは一体何か」のなかで述べたように、がんは細菌病とは根本的に違う細胞自身の病気である。細菌病は外部から細菌が体内に入って細胞を攻撃して病気を引き起こすが、この場合細胞はあくまでも正常な細胞として個体の秩序を守るために外敵を迎え撃つ戦いをしているのである。

これに対して、がんは正常な細胞自身が異常な細胞に変化して、全体の秩序を無視して個体を破滅させる方向に働くものであり、この点で細菌病と根本的に異なっている。

もう一つの大きな違いは、細菌病はコレラはコレラ菌、結核は結核菌というように、病気を引き起こす原因物質は特定のものに限られている。これに対して、細胞をがん化させる発がん物質は放射線など物理的なもの、ベンツピレンなど化学物質、ウイルスのような生物的なものというように多種多様である。以上のような両者の違いを頭に入れた上で以下考察する。

細菌病についてはコッホの三原則があって、この条件を満たすものが細菌病と呼ばれる。それは、⑴特定の病気から分離された病原体を試験管内で培養できること、⑵培養した病原体を感受性の動物（ヒト）に接種するともとの病気を引き起こすこと、および⑶こうして引き起こされた病気から病原体が分離されることである。

胃炎については、患者から分離されたピロリ菌の培養に成功している上に、発見者の一人であるマーシャル自身がモルモットになってピロリ菌を飲んで胃炎を発症した。そしてそこにピロリ菌が存在することも確かめた。この点で胃炎についてはコッホの原則を満たしているので細菌病ということができる。

一方、胃がんについては、ヒトにコッホの原則を満たす実験をすることはできないことはもちろんであるが、胃炎と違って胃がんについては現象面で細菌病と呼ぶには無理なことが多いように思われる。たとえば、前述したようにコレラはコレラ菌によってだけ起こり、それ以外のもので発症することはない。これに対して、胃がんはピロリ菌が一つの原因であるとしても、それ以外にもいろいろの原因があることは確かである。また、コレラはコレラ菌のないところでは発症しないが、胃がんはピロリ菌非感染者でも起きることがあり、この点でもコレラとは異なる。すなわち、コレラの発症にとってコレラ菌の存在は必要かつ十分な条件であるが、胃がんについてピロリ菌の存在は発症の必要条件でもなければ十分条件でもない。このように考えると、ピロリ菌が発見されたことで、胃がんを細菌病と呼ぶことはできないことがわかる。

ただ、いままでがん研究の世界では、胃がんに限らずすべてのがんの発生に細菌の関与を考えることは論外とされたが、ピロリ菌の発見はこの考え方に一つの反省を促すことになった。すなわち、がんの問題は一切の偏見を排して事実に対して謙虚に向かい合う必要があることをピロリ菌は教えているのである。

V章　発がんに関わるもの

1　食物・栄養

ヒトのがんの第一原因

英国の疫学者ドルは、ヒトのがんの原因の第一位に食物・栄養を挙げ、その割合を約三五パーセントと見積もっている（図V-1）。この割合はタバコの約三〇パーセントよりも高く、ヒトのがんを考える上で食物・栄養がいかに重要なものかを示している。

また、これはいままで述べてきた確かな発がん物質の代表である職業がんの四パーセント、放射線と日光の三パーセントに比べても圧倒的に大きな割合である。したがって、図V-1からわ

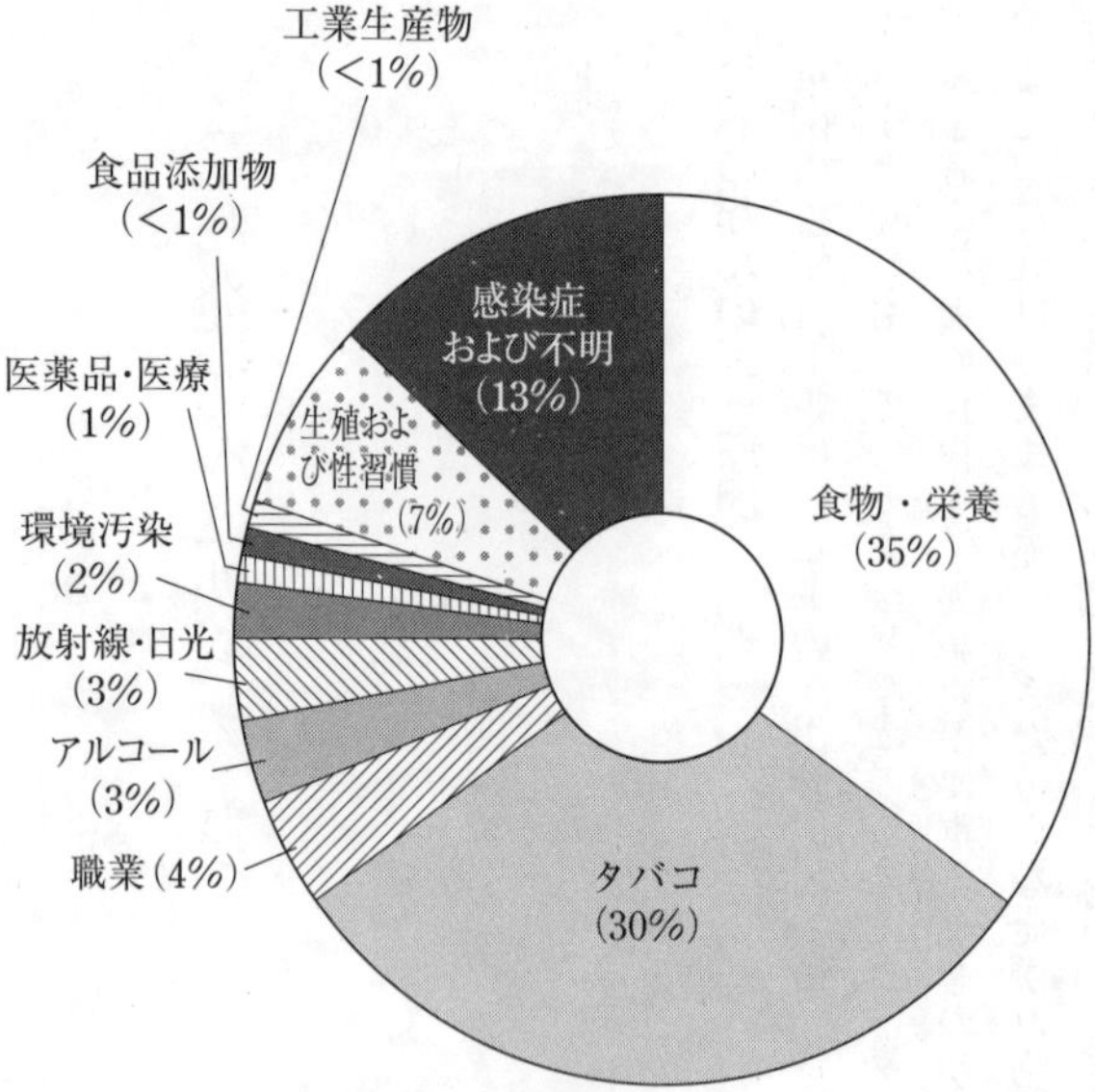

図V－1　ヒトのがんの発がん因子（R. Dollらによる見積もり、1981）

かることは、ヒトのがんを減らす上で最も効果的な方法は、タバコと食物・栄養に関するがん予防策を確立することである。

タバコについての最良の予防策は喫煙しないことであるが、食物・栄養については何ががんの原因かがよくわかっていないため、確かな対策を立てることができない。発がん物質そのものでなく、発がんに関わるものの難しさがここにある。本章ではこのようなものとして、食物・栄養とアルコール、食塩を取り上げる。

その前に図V－1について一言しておく必要がある。これはドルが最良の見積もり値としたものであるが、同時にドルは見積もり幅も記載しており、食物・栄養については一〇～七〇パーセントと大きな幅をもたせている。これほど大きな幅をもたせたことは、食物・栄養については見積もりが非常に難しいことを示すものである。その意味で図Ⅴ-1の三五パーセントについては固定的に考えないで、かなり幅をもたせて考える必要がある。ちなみにタバコの三〇パーセントは、前に述べたように五〇万人のノンスモーカーを対象にした疫学研究の結果とも一致しており、この数値はかなり確かなものといってよい。そのため、見積もり幅も二五～四〇パーセントと限定的なものにしている。

発がんにどのように関わるか

いままで取り上げた職業がんの原因物質としての化学物質や放射線、日光、さらにタバコなどは、いわゆる発がん物質といわれるものであり、日光を除いてヒトが生きるための必需物質ではない。しかし、食物・栄養はこれらと異なり、それ自身発がん物質でないだけでなく、生きるために日々摂取する必要のある重要物質である。ところがこれがヒトのがんの原因の第一位に挙げられているのである。したがって最も切実で重要な問題は、自分自身発がん物質でない食物・栄養が、ヒトのがんに一体どのように関わっているかを明らかにすることである。本章で食物・栄養を確かな発がん物質や、確かな発がん物質に準ずるものと区別して「発がんに関わるもの」として分類したのはこの故である。

① なぜ食物・栄養が重要か

ドルらがヒトのがんの大きな原因として食物・栄養に注目したのは、たくさんの疫学研究の結果、がん発生のパターンが地域により、時代によって変わることがわかったことによる。

地域によるがん発生パターンの違い

いままでに蓄積された膨大なデータから、がん発生には世界的にみて大きな地域差があり、胃がんが多発する国、肝がんの多い国がある一方で、それらが非常に少ない国があるなど多くの例が知られており、同じことは日本国内でみても胃がんや肝がんなど明らかな地域差がある。このことを最も顕著な形で示したのは、日本から米国への移民のがん発生のパターンである（図V-2）。図をみれば明らかに、一世から二世へと代がかわるにつれて、胃がん、肝がんが多く大腸がん（結腸がんと直腸がん）、前立腺がんが少ない日本型から、その逆の胃がん、肝がんが少なく、大腸がん、前立腺がんが多い米国型に移行していくことがよくわかる。

日米両国の環境を比較したとき、水や空気、食品添加物、工業生産品などには大差がないし、

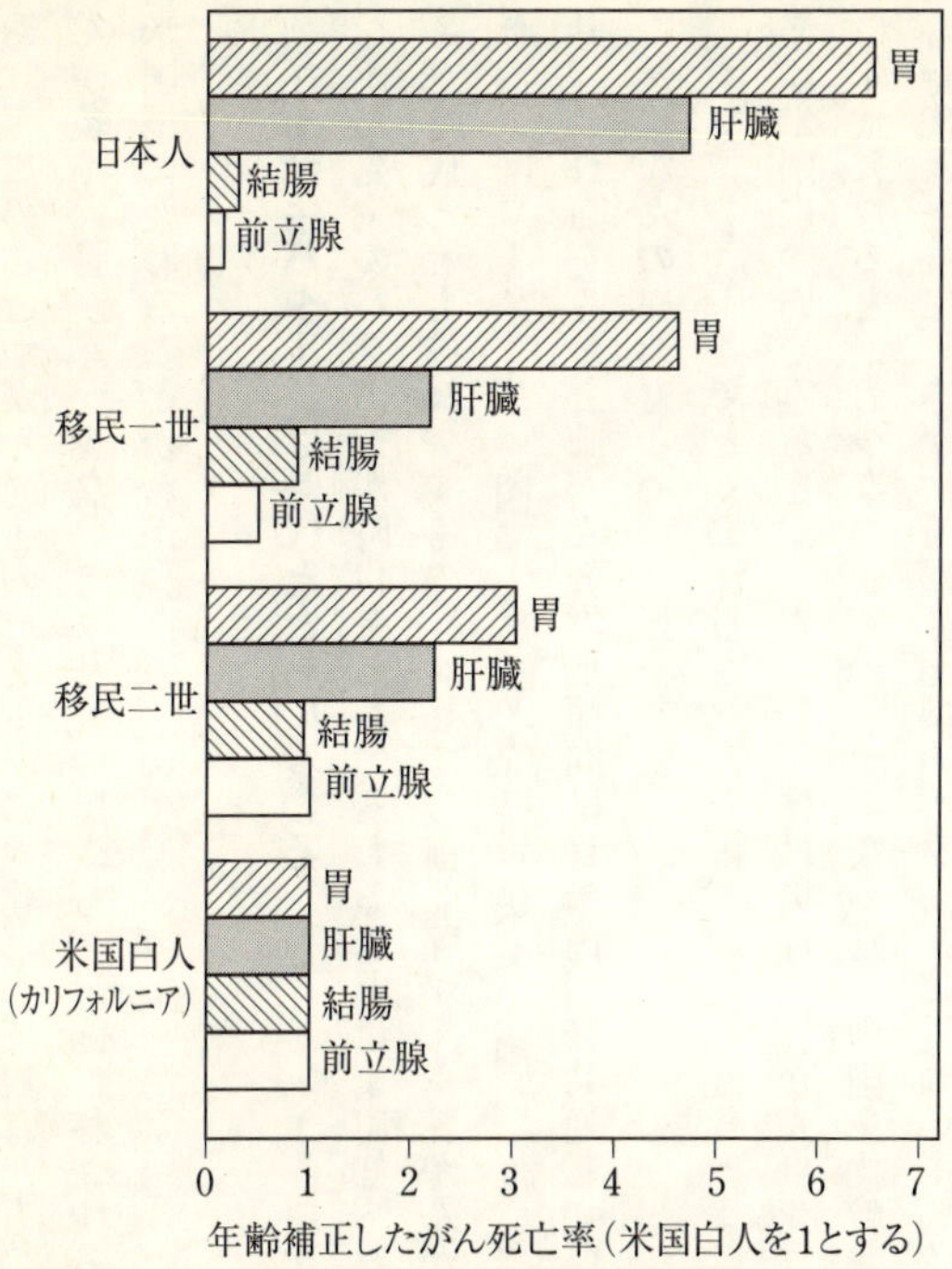

図V－2　　米国（カリフォルニア）に移住した日本人およびその子孫と米国白人の各種がん死亡率の比較（J. Cairns, *Scientific American*, 77, Nov. 1975）

たとい多少の違いがあったとしても、これらがヒトのがんに寄与する割合は非常に小さいと思われるので、日米両国のがん発生パターンが違う理由にはならない。また、一世と二世でがん発生のパターンが変化することは、原因が遺伝的要因と無関係なことを示している。結局、考えられる原因として残るのは食習慣であり、一世は移住前に日本的食事をしており、移住後もその習慣を守っているのに対して、二世の食習慣は米国型に変わると言われており、このことががん発生のパターンの変化として現れたものと解釈できる。同じように、肝がんが多く大腸がんが少ないアフリカの黒人も、米国に移住すると肝がんが少なく大腸がんの多い米国型に変わることがわかった。

がん発生パターンは時代とともに変わる

がん発生のパターンが時代とともに変わることはよく知られており、たとえば胃がんや子宮がんが時代とともに減少するのに対して、前立腺がんや乳がんが増える傾向が各国に共通してみられる（図V-3、4）。図V-3とV-4は日本と米国のがん発生パターンの時代による変化であり、これらをみると肺がんの増加傾向は日米両国に共通しているが、これはタバコで説明できることになんの異論もない。

図V-3とV-4でとくに注目されるのは、時代の変化による胃がんの顕著な減少である。たとえば米国についてみると、一九三〇年には男性で胃がんは死亡率の一位を占めている。それが八〇年代になると最も少ないがんの一つになった。両国を比較すると肝がん、前立腺がんについても時代とともに日本が次第に米国型のパターンに近づいていく様子がわかる。このことは時代とともに、とくに戦後日本の食習慣が大きく米国のそれに近づいたことと深く関連していると考え

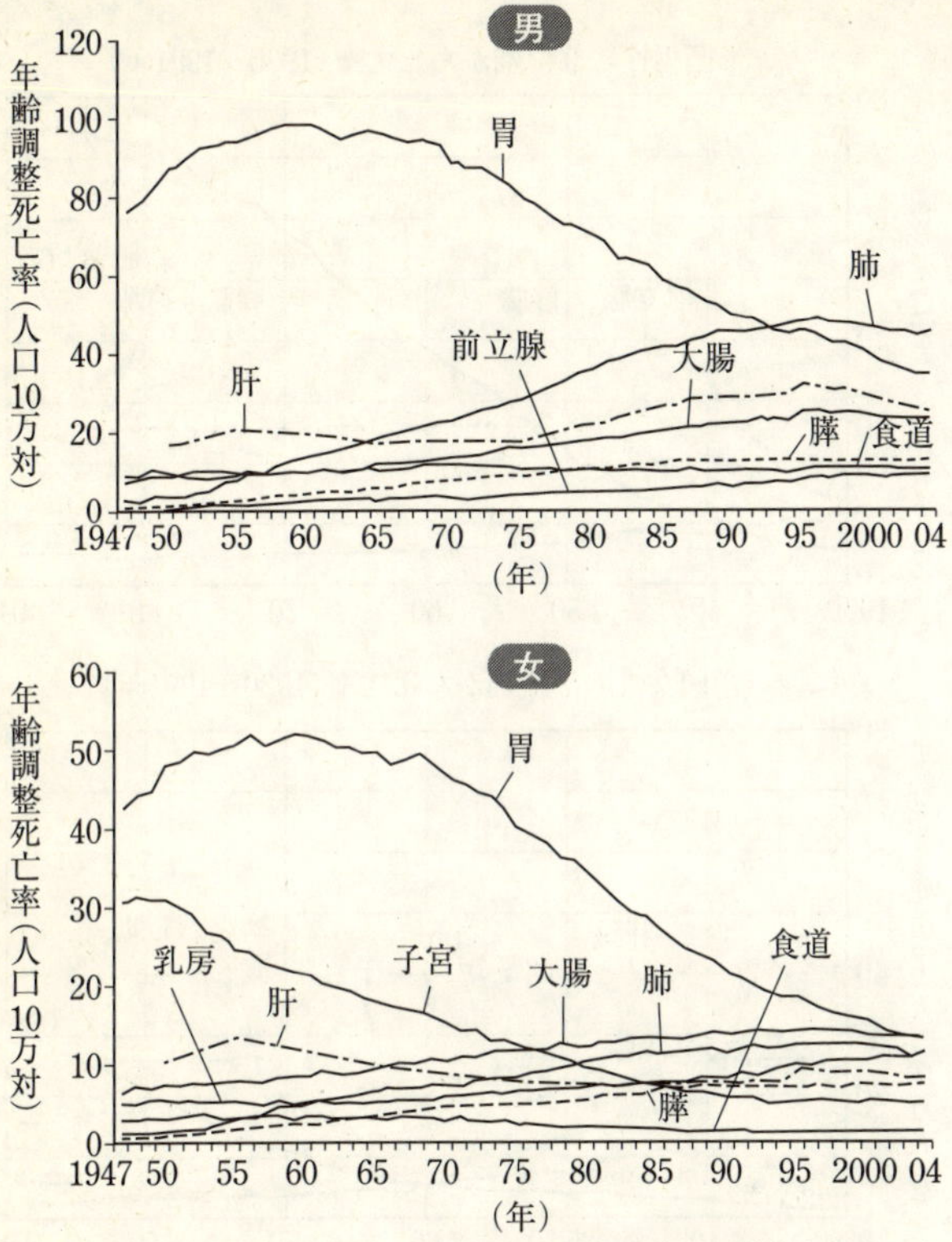

図Ⅴ－３　　悪性新生物の主な部位別にみた年齢調整死亡率の年次推移（1947～2004年）（厚生労働省，人口動態統計，2005）

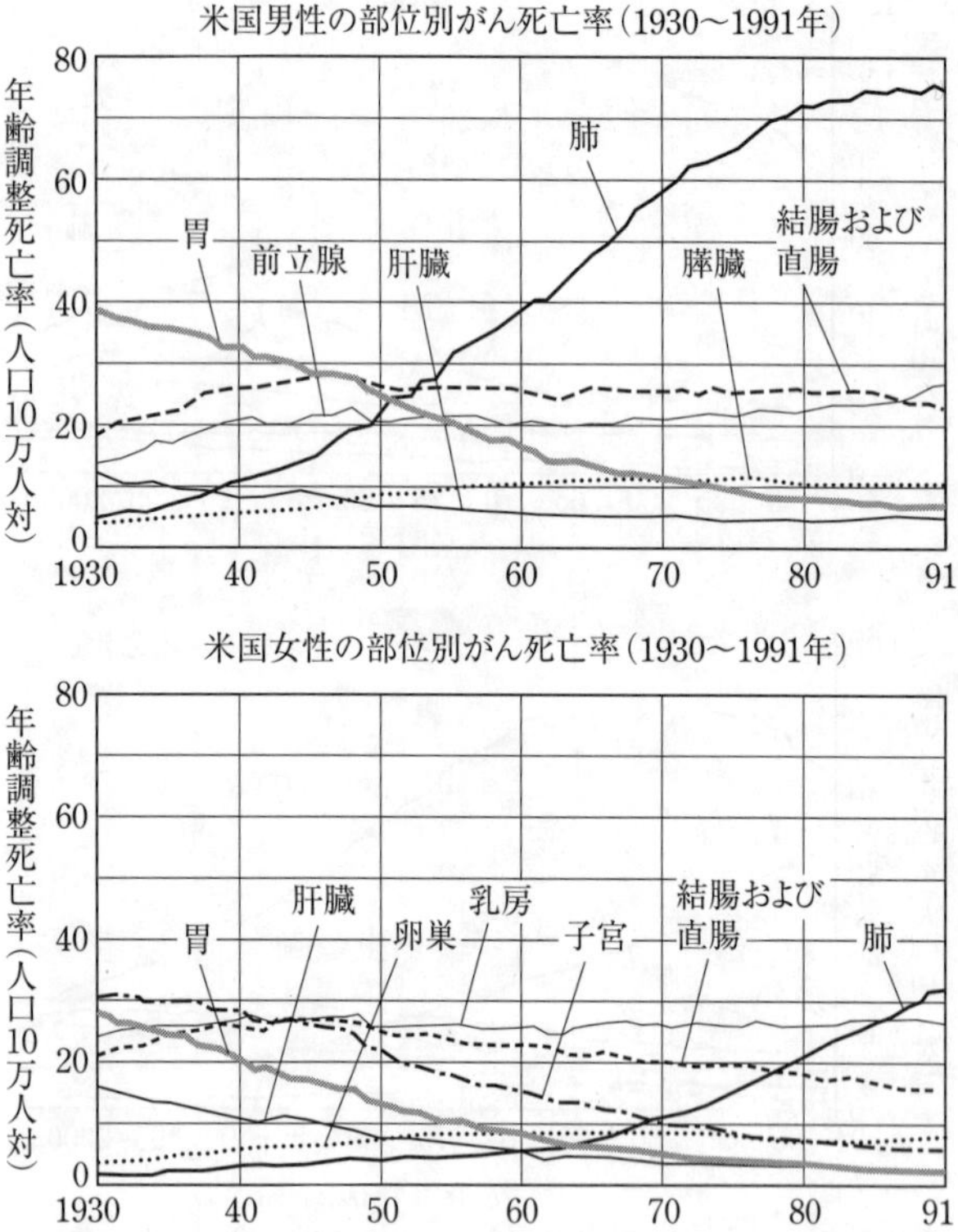

図V－４　米国人のがん死亡率の時代による変化（米国がん学会，がん白書，1995）

れば納得できる。

胃がんはなぜ大きく減少したか

以上のことが食物・栄養がヒトのがんの大きな原因であるという結論を導く上での大きな証拠となったが、そのことを胃がんを例にとってみてみる。図V-3とV-4にみられるように、米国では胃がんは全がん中死亡率一位から半世紀の間に大きく減少して最も稀ながんになった。なぜこのように大きく減少したのかが問題になったが、食物・栄養以外にこれを説明できる理由は見当たらなかった。実際、この半世紀の間の米国民の食習慣は、がんの発生パターンをよく説明できるほど大きく変化したのである。近年の米国の豊かな生活をみてきた私たちは、米国民の食生活はずっと以前から現在と同じような豊かなものだったと思いがちである。しかし、二〇世紀初め頃にはビタミンD不足によるくる病など、現在ではほとんどみられなくなった栄養不足による病気や死者が少なくなかったのである。

食事についても、ここ四〇〜五〇年間のタンパク質の摂取は大差ないのに対して、肉類が二七パーセント、脂肪が二五パーセント増加し、その一方で炭水化物が二五パーセント減少している。これは時代の変化に伴って、肉類が増えポテト、トウモロコシの摂取量が減ってきたことを示している。胃がんの原因は一つや二つではなくたくさんの原因が考えられるが、以上のような食習慣の変化が胃がん減少の一つの原因になっていることは間違いないだろう。

あとで食塩を取り上げるときに触れるように、電気冷蔵庫の普及によって食塩の摂取量が激減したことも胃がん減少の大きな原因とするのが多くの研究者の見方である。電気冷蔵庫普及前には米国人はブタの薫製を多く摂取していたが、これは北海道産のサケの荒巻きに劣らぬほど塩辛いものだったという。

日本の場合、胃がん大国といわれるほど多かった胃がんが、米国ほど急激ではないが次第に減少の傾向を示しており、一九九三年には男性については死亡率一位の座を肺がんに譲った。これも米国の場合にみられるような戦後の日本人の食生活の大きな変化と無縁ではない。そのことは図V-5にみられるように、戦後動物性脂質や動物性たんぱく質の摂取量が増加する一方で、米や藷類など炭水化物の摂取量が大きく減少していることからわかる。このように、食生活が米国のあとを追っていくのに対応して、胃がんが減少するだけでなく、ほかのいろいろのがんを含めた発生パターンが米国のあとを追いかける形になっているのである。このことも、食物・栄養がヒトのがんの大きな原因になっていることの証拠といえる。

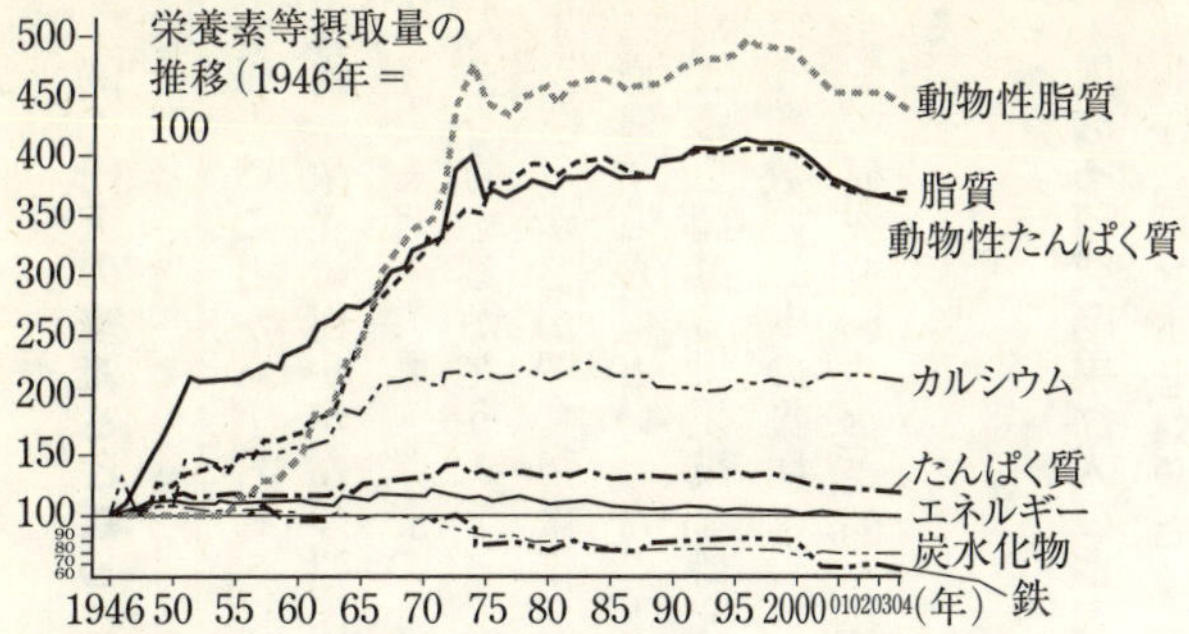

注）動物性脂質については1952年＝100、鉄については1955年＝100としている。

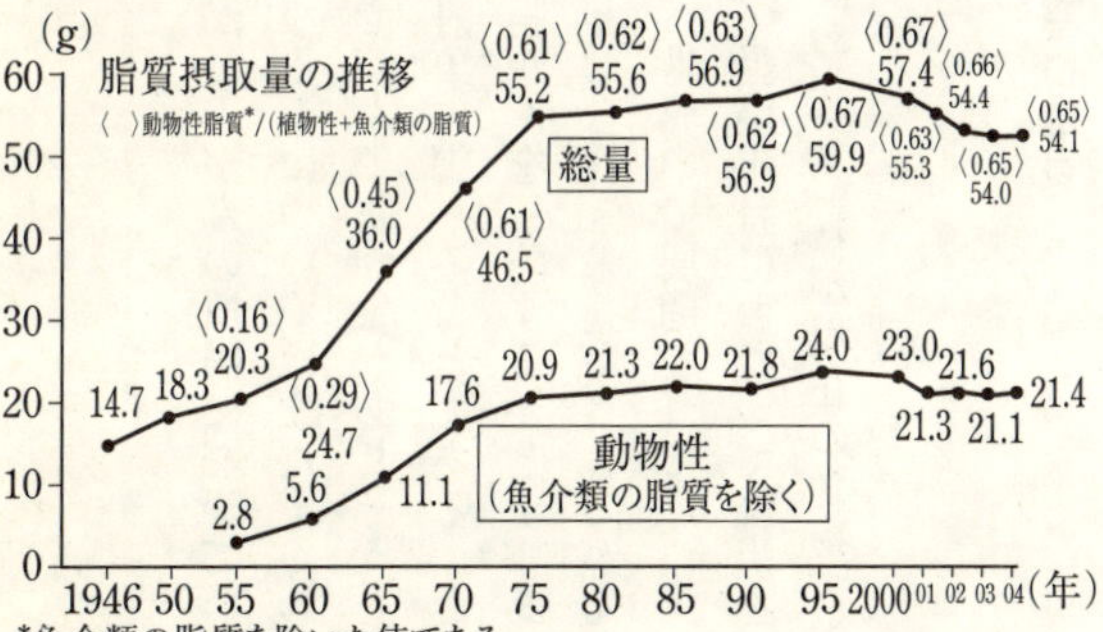

*魚介類の脂質を除いた値である。

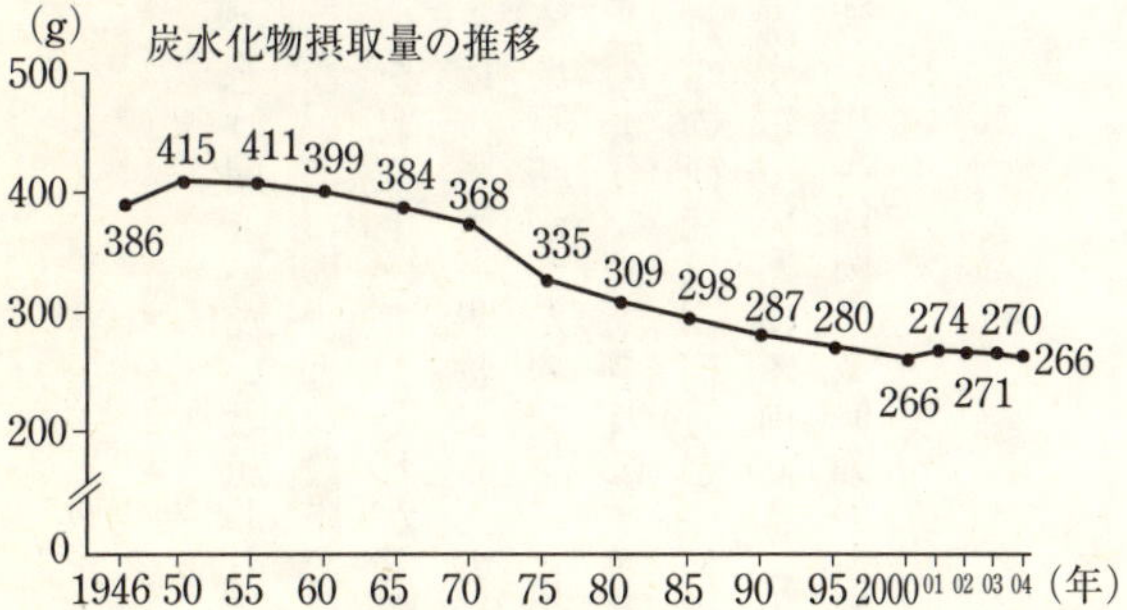

図V－5　　1946～2004年の日本人の摂取食物の変化（厚生労働省）

② 研究の複雑さと難しさ

以上のことから、食物・栄養がヒトがんの原因になっていることは間違いないと思われるが、食物・栄養の何ががんの原因になるかについてはまだよくわからない。このような段階でいまできることは、食物・栄養のなかでがん予防効果がありそうなものを取り上げて、それが実際にがんを予防するかどうかをヒトを対象に調べることである。たとえば、野菜・果物にがんの予防効果があるかとか、食物繊維が大腸がんを予防するかとか、あるいは脂肪ががんの発生にどのように影響するか、といったことなど、食物・栄養がヒトのがんにどのような効果を及ぼすかといったことを調べる大規模な研究が、世界中で展開されている。これらの研究は、何万とか何十万という多数のヒトの集団について、長い年月にわたって経過を追跡する、いわゆる前向き（コーホート）研究という疫学的方法であり、これが現在の食物・栄養とがんに関する研究の大勢である。

異なる研究結果が人びとを戸惑わせる

しかし、ヒトを対象とする研究の難しさのため、これらの研究はたとい同じテーマであっても、結論は必ずしも一致するとは限らず、時にまったく逆の結論に至ることも珍しくない。たとえば、食物繊維が大腸がんの予防に効くという研究が発表され、これが広く社会一般に周知されて実際の食生活で食物繊維を多く摂取することを心掛ける人も多いが、最近食物繊維は必ずしも大腸がんの予防にはならないという報告が出て人びとを戸惑わせている。

このほか、緑茶が胃がんの予防になるという結果が発表されるとか、緑黄色野菜の成分であるβ-カロチンにがん予防効果があるという報告があるかと思うと、緑茶にはがん予防効果はないとか、β-カロチンについても大規模な疫学研究の結果、肺がんの予防効果はないという報告が出るなど、食物・栄養とがんの関係についてはまったく相反する結果が相次いで報告された。そのため、一般の人たちは何を信用すればよいのか戸惑いを覚えているというのが本当である。

どの情報を信ずるか

以上にみられるように、食物・栄養とがんの関係については、相反する結果を含めていろいろの情報が流布しているのが現実である。したがって、学界のコンセンサスとして、一つか二つの研究からすぐ結論を出すのではなく、たくさんの研究結果を比較検討して総括する方法が採られている。そのような例として、全米科学アカデミー報告書『食物・栄養とがん』（一九八二年）、米国立研究カウンシルの食事と健康に関する委員会編集の『食事と健康』（日本語訳、厚生省生活衛生局食品保健課、一九九二年)、および世界がん研究基金・米国がん研究機関報告書「食物・栄養とがん予防――国際的視点から」(一九九七年)などがある。

もちろん、これらによって最終的結論が得られたわけではないが、それぞれの時点での最も信頼できる結論が述べられている。ただ、これらの報告書は一般に入手するのが容易でないので、これらの内容をわかりやすく要約して解説したものをみることを薦めたい(たとえば坪野吉孝著『食べ物とがん予防』〈巻末参考図書〉)。

③ 食物繊維、便秘と大腸がん

以上のように食物・栄養とがんについては、相反する情報を含めて多くの情報が流布しているが、ここではとくに食物・栄養と関係の深い大腸がんを取り上げてもっと具体的にみてみることにする。

大腸がんを抑止するものは何か

いままで一般によく知られていた説、すなわち繊維質が大腸がんを抑止するということが最近の研究で否定された結果、逆に繊維質は大腸がんとはまったく関係がないかのように考える人も多い。しかし、アフリカなど高繊維質食物を多く摂る地域に大腸がんが少ないことは事実であり、まったく無関係と結論するのは早計である。ひと口に繊維質といってもそれにはいろいろのものがあり、成分もそれぞれ異なるので、内容について吟味する必要がある。

実際、繊維質に含まれる成分の中には大腸がんと関連するものがあるというつぎのような報告も出されているのである。それは米国ミネソタ大学のイートンとグラフが、繊維質に含まれるフィチン酸（図Ⅴ-6）が大腸がんの発生を抑える作用を有すると報告した（一九八五年）。

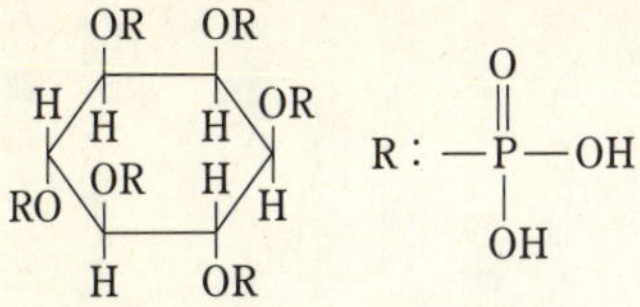

図Ⅴ-6　フィチン酸

フィチン酸が大腸がんを抑える例として、デンマーク人はフィンランド人に比べて食物として摂る繊維成分の量は二倍も多いにもかかわらず、大腸がんの発生率はフィンランド人よりも高い。ところが食物中のフィチン酸の含量を比べたところ、フィンランド人の食物のほうが二〇～四〇パーセントも高かったという。このことは大腸がんと関連するのは繊維質そのものではなく、それに含まれるフィチン酸であることを示すものと考えた。

イートンらはフィチン酸が大腸がんの発生を抑えるメカニズムとして、それが鉄に対する親和性が高いため、容易に鉄とキレート（ゆるく結合すること）をつくるからと考えた。鉄は生体内で過酸化水素から活性の強い活性酸素であるヒドロキシルラジカル（・OH）を生成するフェントン反応を触媒する作用を有するが、フィチン酸は鉄をキレートしてこれを無力化することによって活性酸素生成を阻害するというのである。このように大腸がんと繊維質の関係を成分の一つであるフィチン酸に注目し、さらに活性酸素の役割に注目したのはこれが初めてである。なお、穀物、でんぷん、野菜、果物などの繊維質のなかで、大腸がんを抑えるのは穀物だけであるが、実際フィチン酸の含量も穀物がとくに高く、重量比で一～五パーセントにも及ぶという。

著者は発がんにおけるフリーラジカルや活性酸素の役割に関する研究を進めていたことから、イートンらの研究に大きな興味を覚えた。フィチン酸による大腸がん抑制という彼らの仮説を動物実験で検証できないものかと考えたが、退職間近のためそれは断念せざるをえなかった。そこで退職二年後の一九八七年に『ヒトのガンはなぜ生じるか』(講談社ブルーバックス)を書いたとき、フィチン酸についてかなり詳しく取り上げ、日本でどこかの研究室でフィチン酸と大腸がんの関係についての実験がなされることを期待した。しかし、著者の知る限り、外国を含めてそのような実験が行われた報告はない。もし行われていたとすればネガティヴなものを含めてぜひ結果を知りたいと思っている。

さらに、食物・栄養とがんの関係については著者にも一つの思い出がある。二〇年ほど前のことになるが、当時食物繊維が大腸がんを予防するとか、便秘すると発がん物質が腸内に長く滞留して大腸がんになりやすいといったことが盛んに言われていた。そこで著者は前記『ヒトのガンはなぜ生じるか』のなかで、当時報告されていた研究をもとに、便の腸内滞留時間あるいは便秘と大腸がんとは関係がないことや、一般の繊維物質の摂取で大腸がんが予防できるという説に疑問が出されていることを指摘して、当時流布していた考え方を正そうとした。しかし、ひとたび社会一般に流布した説はまったく変わることなく、便秘や繊維成分が大腸がんと関連するという話はその後も社会一般に広く滲透し、著者の指摘は一顧だにされなかったのである。

④　食物中の何が原因か

食物中の何ががんの原因かというとき、まず考えられるのは、その中に強い発がん物質が含まれていてそれががんの原因になるのではないかということである。とくに日本人にとって主食である米については、その中に発がん物質が含まれているのではないかというので、いろいろの方法でそれを探す努力が長い間なされた。しかしがんの原因となるような発がん物質は見出されなかった。

米以外のものについても発がん物質の存在が調べられ、典型的な発がん物質であるベンツピレンは大気、土壌、飲料水など環境に広く分布するほか、穀類、大豆をはじめ魚、肉、野菜などほとんどすべての食物中に存在することがわかった。しかし、その量は一キログラム中に数マイクログラムあるいはそれ以下というごく微量であり、これがヒトのがんの原因になることを示す証拠は何も得られていない。また、ベンツピレン以外の典型的な発がん物質が食物中にとくに多く含まれているという事実は知られていない。

天然食品中の発がん物質

天然食品としてまず問題になるのは植物性食品であり、米国のエームス博士は天然植物食品のなかに発がん物質を含むものが多いことに注目した。しかしそれらのなかに強い発がん性をもつものは多くないし、植物中には同時に発がん性を打ち消す抗発がん物質(アンチカーシノゲン)も含まれているので、多様な植物を摂取すれば発がん性は打ち消されて活性はなくなると考えられる。したがってこれがヒトのがんに大きな役割を果たすことはないとエームスは考えている。

古くからヒトへの発がん性が疑われて動物実験が行われてきたものはそれほど多くはないが、そのなかのいくつかは日本人の食生活と関係するものである。その一つはワラビで、動物実験の結果、大腸がんのほか、膀胱がん、肺腫瘍、リンパ性白血病などのがんをつくることがわかった。しかし、熱湯処理やアク抜きで発がん性が大きく減少し、また根茎から得られたワラビ粉には発がん性がないなど、実際食用に供する形では発がん性はほとんど失われることがわかった。

ソテツの実にはサイカシンと呼ばれる発がん物質が含まれており、餌に混ぜてラットに与えると肝臓、腎臓、大腸、肺などにがんができることがわかった。沖縄、奄美大島やグアム島などでは、味噌の原料や非常食としてソテツの実が使われるため、ヒトへの影響が心配されたが、サイカシンによると思われるヒトのがんの発生はみられていない。

加熱食品中の発がん物質

食品を加熱すると発がん物質ができるのではないかという考えは古くからあったが、一九四〇年代から五〇年代にかけて加熱脂肪を用いた動物実験が数多くなされた。しかし結果はまちまちで加熱脂肪の発がん性については何も断定できなかった。

一九七〇年代になって国立がんセンターの杉村隆博士らのグループは、魚の焦げの中から発がん成分を取り出してその構造を決定し、トリプP、グルPなどと命名した。その上でこれらを化学合成して動物に投与して肝がんが発生することを報告した。これは食生活と直接関係するためマスコミが大きく取り上げ、社会的に大きな反響を呼んだ。しかしトリプPやグルPの量は焦げ一グラム中に一〇〜二〇ナノグラムという微量にすぎず、化学合成したこれらのものを動物に与えてがんができたとしても、ある計算によると、そこで与えた発がん物質の量は焦げに換算した場合、三〇グラムのマウスが一日当たり七〇キログラム以上（体重の二〇〇〇倍以上）を一年間食べつづけることに相当するという。このような現実離れしたことが大きな問題になったのは、最初に焦げそのものの発がん性を調べる研究がなされなかったからである。その後、焦げそのものを動物に投与してがんができない実験がいくつか報告されてこの問題は沈静化した。

生体内で新たにできる発がん物質

一九六七年にドイツのサンダーらが、どちらも発がん性のないアミンと亜硝酸を同時に与えたラットの胃の中で、発がん性のニトロソ化合物ができることを報告して、広く社会に大きな衝撃を与えた。それまでは、発がん物質だけを避ければ安全と思われていたのが、発がん性のないもの同士が体内で反応して発がん物質ができるという、予想もしなかったことが見つかったからである。しかも亜硝酸の前駆体である硝酸塩は化学肥料として広く使われているため土壌を通じて野菜などに蓄えられ、あるいは飲料水に溶けて広く分布している。これらの硝酸塩は体内に入ると、口、胃、腸、膀胱などの中の細菌で容易に還元されて亜硝酸に変わる。一方、魚にはジメチルアミンが含まれているので、野菜と魚の食べ合わせでがんになるのではないかという心配が社会一般に広がった。

しかし食べ合わせでヒトにがんができたという確かな報告は著者の知る限りない。したがってこの問題を念頭におきながら食事をするほど神経質になる必要はないと考える。

⑤ 微量の発がん成分は本当に危険か

前に焦げの問題を取り上げたのは、食物中のがんの原因物質を追求する際に、食物中の微量の発がん物質がどのような役割を果たすかを知る上で示唆的だからである。現在、多くの研究者が食物中の微量の発がん物質がヒトのがんの原因になるという想定のもとに研究を進めており、これが現在の大勢を占めているようにみえる。しかし、ベンツピレンの例にみられるように、ごく微量の発がん物質はほとんどの食物中に含まれているのである。そのため、米国オークリッジ研究所のワインバーグは、「発がん物質のまったくない食物だけを摂ろうとすれば餓死するほかない」とまで言っている。

もちろん、食物・栄養とがんの問題はまだわからないことが多く、山登りでいえば八合目から上にあって大部分が雲に覆われている状況に対応する。そのため、どのルートが間違いなく頂上に至るのかを知るのは容易ではなく、確信をもってこの問題に答えられる人は誰もいないのが現状である。著者も自信をもって言えることは何もないが、食物からなんらかの発がん物質を取り出して、これが食物発がん（食物・栄養の摂取で発がんすること）の原因である、という形で解決するには以下に述べる事実などからもわかるように、この問題はあまりにも複雑にすぎるのではないかと思っている。

便通および運動と大腸がん

焼き肉など肉類を調理すると一〇種以上に及ぶヘテロサイクリックアミン系の発がん物質が生成することがわかり、これらを化学合成してラットやマウスの餌に混ぜて与えると、大腸がんをはじめ肝、肺、膀胱、前立腺などいろいろの臓器にがんができることがわかった。とくに食物中の発がん物質の投与で大腸がんができたことは大きな関心を呼んだ。というのは、欧米諸国では大腸がんは以前から最も多いがんの一つであり、日本でも近年大腸がんが多発する傾向にあるからである。このことから、現在この分野の研究が食物発がんの主流として世界的規模で活発に進められている。それはおそらくこの研究の線上に食物発がんの原因が解明されるという期待があるからに違いない。

しかし、食物発がんの問題はなかなか一筋縄ではいかないというのが著者の実感である。たとえば、厚生労働省の研究班（班長・津金昌一郎国立がんセンター予防研究部長）が六府県に住む四〇〜六〇歳代の男女約六万人を対象に、便通の頻度と大腸がん発生率との関係について一九九三年から二〇〇二年まで追跡調査した結果、両者の間には相関関係はなかったという。

もし、食物中の微量の発がん物質が大腸がんの主原因であるとすれば、それが腸内に長時間滞留するほど細胞への傷害作用が大きく、したがって大腸がん発生率も高くなると考えるのが合理的である。しかし調査結果は滞留時間と発がんの関係を否定するものである。この矛盾を当該研究者たちはどのように説明するのだろうか。

さらに厚生労働省の津金博士を班長とする他の研究班は、一九九五年と九八年の二回、全国の四五〜七四歳の男女約六万五〇〇〇人を対象にアンケート調査し、運動量と大腸がん発生の関連を調べた。その結果、運動量が多いほど大腸がんになるリスクが下がる傾向にあり、最もよく運動する集団は最も運動の少ない集団に比べて発がんのリスクが三一パーセントも低かったという。運動による発がん率の低下というこの結果を、食物中の微量の発がん物質が発がんの原因であるとする立場から無理なく説明することはかなり難しいように著者には思われる。

⑥　食物・栄養による発がんの複雑さ

発がんに対する作用の二面性

いままで述べたことから、食物・栄養とがんの関係がいかに複雑なものかがわかるが、このほかに両者間にはさらに複雑な関係がある。それは、同じ食物・栄養がある種のがんを増やす方向に作用する（正の関係）一方で、他のがんに対しては減らす方向に作用する（負の関係）という二面性があることである。たとえば、全米科学アカデミー報告書（一九八二年）によると、脂肪は乳がん、大腸がん、前立腺がん、卵巣がん、膵臓がん、肺がん、白血病などを増加させる方向に働くのに対して、胃がん、肝がんを減らす方向に働くという。米食は胃がんを増やし、大腸がん、食道がんを減らす方向に、穀類、豆類、ポテトは胃がんを増やし、大腸がん、乳がん、卵巣がんを減らす方向に働くという。

ある食物・栄養がある種のがんの予防になると思ってそれを積極的に摂取した結果、別のがんになりやすくなるということである。これは食物・栄養に多種多様なものがあるだけでなく、がんにもいろいろの種類があることによる。このように、食物・栄養とがんの関係は一義的に結びつけられない点に問題の複雑さがある。

食物・栄養の過剰および欠乏と発がん

食物・栄養の何ががんに良いか悪いかといった質の問題のほかに、同じ食物・栄養でもその量が多いか少ないかによって発がんへの影響が異なるということがあり、これも食物・栄養とがんの関係の複雑さの一つである。

動物実験で餌の量を減らすと発がん率が下がることを米国のタンネンバウムが見出して報告した（一九四〇年）。マウスを二群に分け、一方は自由に餌を摂取させ、他の群には同じ飼料を量を減らした、いわゆる制限食を与えた。もちろんこの際、ビタミン、ミネラルを含めて飼料の内容の割合は同じで、単に含有カロリーだけを減らした。この結果、制限食のマウスの乳がん、肺がんその他いろいろのがんの発生率が自由食群に比べて大きく低下した。この場合、自由食のマウスに比べて体は半分程度と小さかったが、活動的で毛はつやつやしており、すこぶる健康で寿命も自由食群より長かったという。

この実験に刺戟されてその後同じような実験が数多く行われたが、ほとんど例外なく制限食によってがん発生率が低下するという結果が得られた。発がん率の低下はいずれも大きかったが、ドルはとくに顕著な例を紹介している。それによると乳がんの自然発生率の高い系統のマウスの実験で、自由食群の発がん率が六四パーセントに対して、制限食群ではわずかに八パーセントにすぎなかったという。

いままでに触れたように、食物・栄養とがんの関係については、同じ内容の実験でも結果が違ったり、まったく逆の結果になることは珍しくなく、このことが問題を複雑にしている。ところが、動物実験で制限食群の発がん率が大きく低下するということについてはすべての実験結果が一致していて異論がない。

肥満・痩身とがん

制限食によって発がん率が低下するという動物実験の結果は、当然それがヒトについても言えるかどうかということが問題になる。しかしヒトについて同様の実験はできないので、別の形の疫学研究の結果から推論するほかない。それは米国がん学会が米国の男女七五万人を一二年間追跡して、肥満とがん発生の関係を調べたというものである。もちろん、肥満と痩せがそのまま動物実験の自由食と制限食に対応するわけではないが、食物・栄養とがんの関係をみる一つの方法にはなるだろう。

調べられた一四種のがんのうち、とくに肥満との関連がはっきりしたのは子宮内膜がん、胆嚢《たんのう》がん、大腸がん、乳がんなどで、肥満に比例して死亡率が高くなっている。肺がんは関係が逆で、痩身のほうが死亡率が高くなっている。それ以外のがんでははっきりした関連はみられなかった。結局、がん全体でみると、女性では肥満と死亡率が比例する傾向があるのに対して、男性では肥満、痩身ともに標準体よりも死亡率が高くなっている。

このように、ヒトの場合は肥満と痩身の関係は、がんの種類によって異なり、がん全体でも男女が異なるなど一義的ではない。動物実験では食物の摂取量とがん発生率に明白な相関関係があったのに比べて、ヒトの場合は肥満、痩身とがん発生の間には明確な関連はみられなかった。ここにもヒトについて食物・栄養とがんの関連を知る上での難しさがある。

以上のように肥満・痩身とがんの関係は複雑で一義的ではないが、痩身に肺がん死亡率が高いということについては多くの研究が一致しており、定量的な分析もなされている。

すなわち、体格指数（ＢＭＩ）――体重（kg）を身長（m）の二乗で割った値――が小さいほど肺がん死亡率が高くなっている。米国のウィンダーらの報告（一九九二年）によると、ＢＭＩが二八かそれ以上の肺がん死亡率を一としたとき、二五〜二七・九が一・二、二二〜二四・九が一・五、二二以下が二・〇となっている。ほぼ同じ結果がフィンランドからも報告されている（九一年）。ただし、これはスモーカーの場合で、ノンスモーカーではこのような並行関係はみられなかった。

ただ、ここで注意を要するのは、肥満の多い欧米ではＢＭＩ二八・〇を標準値としているが、日本人の場合は二三〜二五を標準値としており、欧米のデータはそのことを考慮してみる必要がある。

⑦　酸化ストレスと食物発がん

一九八一年のドルらの疫学研究以来、食物・栄養の中の発がんの原因になると思われるものを探す研究が数多くなされ、多くの発がん物質が見出され、構造決定と動物実験が行われた。しかし、これこそ食物発がんの主な原因であると言えるものはまだ見出されていない。

それでは食物発がんの原因は何なのか。それはまだなにもわからないというのが本当である。前に述べたように、食物発がんについては、山登りでいえば八合目付近から上は雲に覆われて何もみえない状況に対応しており、確かなことは何も言えないからである。しかしこのことは逆にみれば、先入観にとらわれずに自由にいろいろな可能性を考えることができるということでもある。以下、そのような立場でこの問題を考えてみよう。

酸素（O_2）によるエネルギー産生と食物発がん

車がガソリン燃料の中の水素をO_2で燃焼させてエネルギーを生成するのと同じように、ヒトや動物は摂取した食物中のエネルギー源である水素をO_2で燃焼させてエネルギーを取り出し利用している（図V-7）。このようにヒトが生きる上で必須なエネルギーはO_2によってつくられており、生物はO_2をうまく利用することによって進化を遂げて高等動物の段階にまで至ったのである。もし地球上にO_2がなく、また存在しても生物がそれを利用する方法を獲得しなかったとすれば、地球上にはいまでもO_2なしで生きられるバクテリア以上の生物は存在しないのである。

このように、私たちの生命はO_2が食物から効率よくエネルギーを取り出す働きによって支えられているが、図V-7に示すようにその過程で活性酸素という、非常に活性の高い分子がつくり

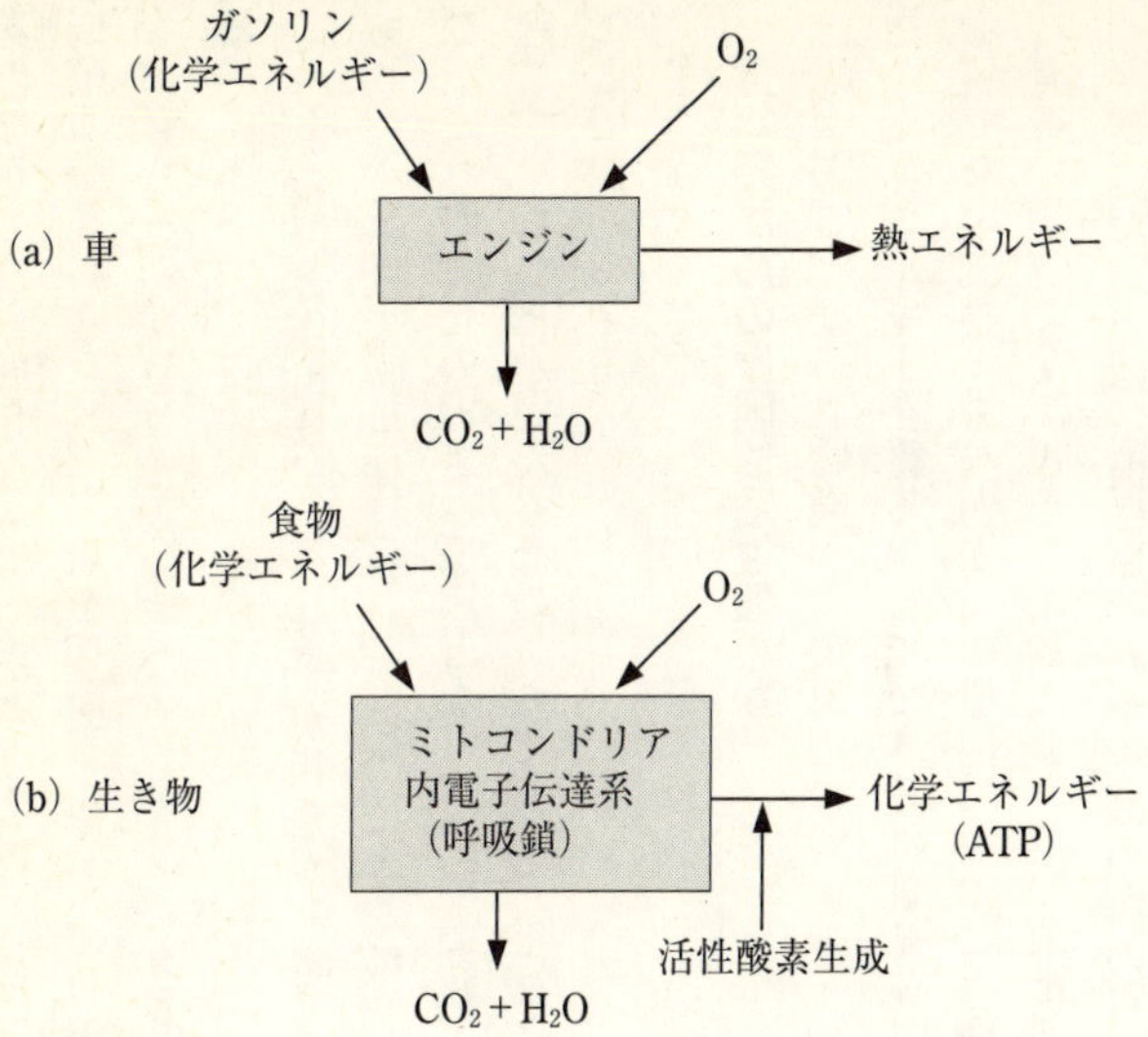

図V－7　　車と生き物のエネルギー獲得の仕組みの違い

だされることがわかった。これは強い活性のために生体成分を傷つけるため別名毒性酸素とも呼ばれる。種類としてスーパーオキシドアニオンラジカル（O_2^-）、・OHラジカル、過酸化水素などがあり、呼吸で取り入れたO_2の約二パーセントがこれらの活性酸素に変わるといわれる。

もちろん、自然は非常に巧妙にできているので、生体内でできるこれらの毒性酸素を消去する酵素もつくりだしており、O_2^-についてはスーパーオキシドジスムターゼ（SOD）、過酸化水素についてはカタラーゼやペルオキシダーゼなどが用意されている。しかし・OHについてはまだヒトは進化の段階でこれを消去する酵素を獲得するに至っていない。そのため、これが活性酸素のなかで最も厄介なものである。実際、・OH はDNAの塩基、とくにグアニンに結合して遺伝情報を狂わせたり、主鎖を切断したりしてDNAに損傷を与えることが実験的に証明されている。もちろん、DNAだけでなく、タンパク質や脂質などの生体成分にも作用して損傷を与える。

・OH の傷害作用は、この分子が相手から電子を奪い取る性質、すなわち酸化力によるものであり、・OH は常時生体に対してこのような酸化作用を及ぼしている。これを酸化ストレスと呼び、これが老化の大きな原因となり、動脈硬化、心臓血管系疾患をはじめいろいろの病気を引き起こす。もちろんがんもその一つであり、年齢とともに老化が進みがん発生率が高まるのはこのことで説明できる。

食物発がんの原因は活性酸素か

以上のことから食物発がんの原因について一つの示唆が得られる。すなわち、O_2を利用して食物からエネルギーを得る過程でできる活性酸素による酸化ストレスを考えれば、それ自身発がん物質でない食物・栄養ががんの原因になることが無理なく説明できるのではあるまいか。

実際、このように考えることによって、未だ理由がよくわからない事実をよく説明することができる。たとえば、前に述べたマウスの餌の自由摂取群に比べて制限食群の発がん率が低いのは、餌からエネルギーを取り出す過程で必要なO_2の量が少なく、したがって活性酸素の生成量も少ないとして説明できる。また、ラットやマウスの発がん実験で一般に雌に比べて雄の発がん率が高いのは、雄が活発で運動量が多くてO_2消費量が多いからと説明することができる。

さらに、食物発がんにおけるビタミン類の役割も同じ考え方で説明できる。一九八二年に出された全米科学アカデミー報告書は、ビタミンA、レチノイド、カロチノイド（黄緑色野菜など）が肺がん、胃がん、食道がん、膀胱がん、喉頭がん、口腔がん、子宮頸がん、大腸がんを減少させ、ビタミンC（新鮮な野菜、果物）が胃がん、食道がん、喉頭がん、口腔がん、子宮頸がんを減少させるとしている。ビタミンA、Cはアンチオキシダント（抗酸化剤）として、生体内で過剰に生成した活性酸素を消去して酸化ストレスを弱める働きをする。このように考えれば、抗酸化作用をもつビタミンが不足すれば、酸化ストレスが強くなってがん発生率が高くなることになる。実際、アカデミー報告書によると、ビタミンA欠乏によって肺がん、食道がん、子宮頸がんが増加すると述べており、この考えを支持する。

脂質過酸化と食物発がん

以上は酸化ストレスを考えることによって食物発がんを説明する一つの試みである。そこでは食物からエネルギーを取り出すときに生ずる活性酸素に注目した。ところが食物・栄養摂取の際には、このほかに酸化ストレスの原因となるものが生成するので、これについても考える必要がある。

即席ラーメンやポテトチップス、バターピーナツなど油や脂肪を使った製品は古くなると風味がおち、いわゆる自動酸化によって過酸化物を生成する。このように脂肪から過酸化物を生ずる反応を脂質過酸化反応という。生体内では生物本来の働きとしての脂質過酸化反応が起きるが、ラーメンやポテトチップスの自動酸化と同じような非生理的な反応も起きており、本来不要なこの反応は、酸化ストレスの原因となって食物発がんの原因になる可能性がある。

脂質過酸化反応の開始剤として脂肪から水素を引き抜く主役は·OHである。ここで脂質過酸化反応の詳細は省くが、この反応によって生成する過酸化脂質や過酸化脂質ラジカルは広い意味での活性酸素とみなされている。したがって·OHと同じように強い酸化力によって生体に酸化ストレスを与える原因となる。

過酸化脂質には変異原性があり、また発がんの前段階ともいえる上皮増殖作用のあることが一九五〇年代からすでにわかっていたが、それ自身の発がん性の有無についてはよくわかっていない。ただ、それが直接発がん物質として働くというよりも、酸化ストレスを通じて発がんに寄与していると考えるのが合理的である。なぜなら、過酸化脂質や過酸化脂質ラジカルの生成量は食物中に微量に存在する発がん物質に比べてはるかに大量であり、強い酸化ストレスの原因になりうるからである。

食物発がんのメカニズム

以上、食物発がんの原因として酸化ストレスを考えたが、これが発がんのどの段階に作用するかはよくわからない。タバコ発がんのところで発がん過程をイニシエーションとプロモーションの二段階に分けて考える二段階説について述べた。前者はDNAに突然変異を起こして発がんのきっかけをつくり、後者はくり返し投与して発がんを促進するというものである。食物発がんで酸化ストレスがどの段階に働くかはわからないが、タバコ発がんで述べたように酸化ストレスは一般にプロモーション段階に作用すると考えられているので、ここでも同じように考えてよいのではあるまいか。

そのように考えると、イニシエーション段階で働くのは何かが問題になる。ここではいろいろのものが考えられるだろうが、食物中に微量に存在する発がん物質も一つの候補として考えられるだろう。というのは、それはごく微量でも、プロモーターのくり返し投与によって発がんに至る可能性があるからである。このほか、産業医科大学葛西宏博士の見出したDNAのグアニン塩基と·OHの結合体もイニシエーターとして働く可能性がある。もちろん、·OHや過酸化脂質などがプロモーション、イニシエーションの二段階を通じて働いている可能性も否定できない。

以上に述べたように、食物発がんのメカニズムはまだよくわからないというのが本当である。私たち登山者にとって山の八合目付近から上は雲に覆われて何もみえない状況である。雲が晴れて山容がくっきり姿を現したとき、それははたしてどんな姿なのだろうか。いま研究者たちが抱いている考え方の線上にあるのか、それとも考えもしなかったような新しいものなのか、現在の段階では何も言うことはできない。いずれにせよ、がん予防の立場から、食物発がんの真の原因が明らかになり、それに基づいて確かな予防策が確立されることがいま切実に求められている。

⑧ タバコとの大きな違い

以上、ヒトのがんの最も大きな原因と考えられている食物・栄養について述べたが、もう一つの大きな原因であるタバコと対比してがんとの関係がどのように違うかをみておきたいと思う。まず、タバコはそれ自身発がん物質であり、タバコのどの成分が発がん因子かについて、明確な結論はまだ得られていないとしても、一応確かと思われる成分を取り上げて実験的検証が行われている。これに対して、食物・栄養についてはそのなかの何ががんの原因かについてほとんどわかっていない。これがタバコとの大きな違いである。そのため、これを明らかにしようとして世界中でたくさんの研究が展開されている。

タバコとのもう一つの大きな違いは、予防対策の困難さである。タバコについては、喫煙しないことで確実にがんを減らすことができるし、実際欧米諸国では禁煙対策によって肺がんは頭打ちから減少に転じているところもある。このようにタバコについては、はっきり効果が期待できる対策が立てられるのに対して、食物・栄養は原因がわからないために適確な予防対策を立てることができない。食物・栄養の問題がタバコに比べてはるかに困難なことが以上のことからよくわかると思う。

なお、禁煙対策の問題が出たのでここでぜひ付言しておきたい。それは、わが国でも男性四三パーセント、女性一二パーセントの喫煙率を、それぞれ三〇パーセントと一〇パーセントに下げることが厚生科学審議会で検討されたが、厚生労働省はタバコ業界などに配慮してこの実施を見送ったということが最近新聞で報道されたことである。これは前に述べたアスベストの場合と同じく、わが国の行政が国民の健康よりも企業の立場を優先する典型的な例としてとくに記しておく。

体内での作用の違い

タバコにも微量の発がん物質が含まれており、これらがタバコ発がんの原因とされているが、これは食物の場合とは異なる。タバコ中の発がん物質は、煙と一緒に直接肺に吸入されて細胞に作用することができる。これに対し食物中の発がん物質は、食物中の膨大な数の化合物と一緒に胃中に入って、そこで消化作用を受ける。食物中には発がん物質だけでなく、発がん物質の発がん性を打ち消す作用をもつ抗発がん物質もたくさん含まれているので、胃中での消化作用のなかで発がん性が打ち消される可能性もある。この点でごく少量でも発がん物質がそのままの形で直接細胞に働きかけることができるタバコの場合とは大きく異なるのである。

2 アルコール

酒呑みで喫煙者は食道がんの危険大

「発がんに関わるもの」としてアルコールを取り上げたのは、食物・栄養と同じくアルコールそれ自身は発がん物質ではないにもかかわらず、飲酒が原因のがんが少なからず知られているからである。古くから酒呑みの間に口腔がん、喉頭がん、食道がんなどが広く知られていて、アルコールがヒトのがんの原因になるのではないかということは一九二〇年代から疑われていた。たとえば、ブドウ酒の産地でアルコール摂取量の多いフランスのブルターニュ地方に食道がんの発生率が高いことが知られている。逆にアルコール分を摂らないモルモン教や安息日再臨派の人たちのがん発生率は一般に比べて二〇~三〇パーセント低いといわれている。これらのことから、ア

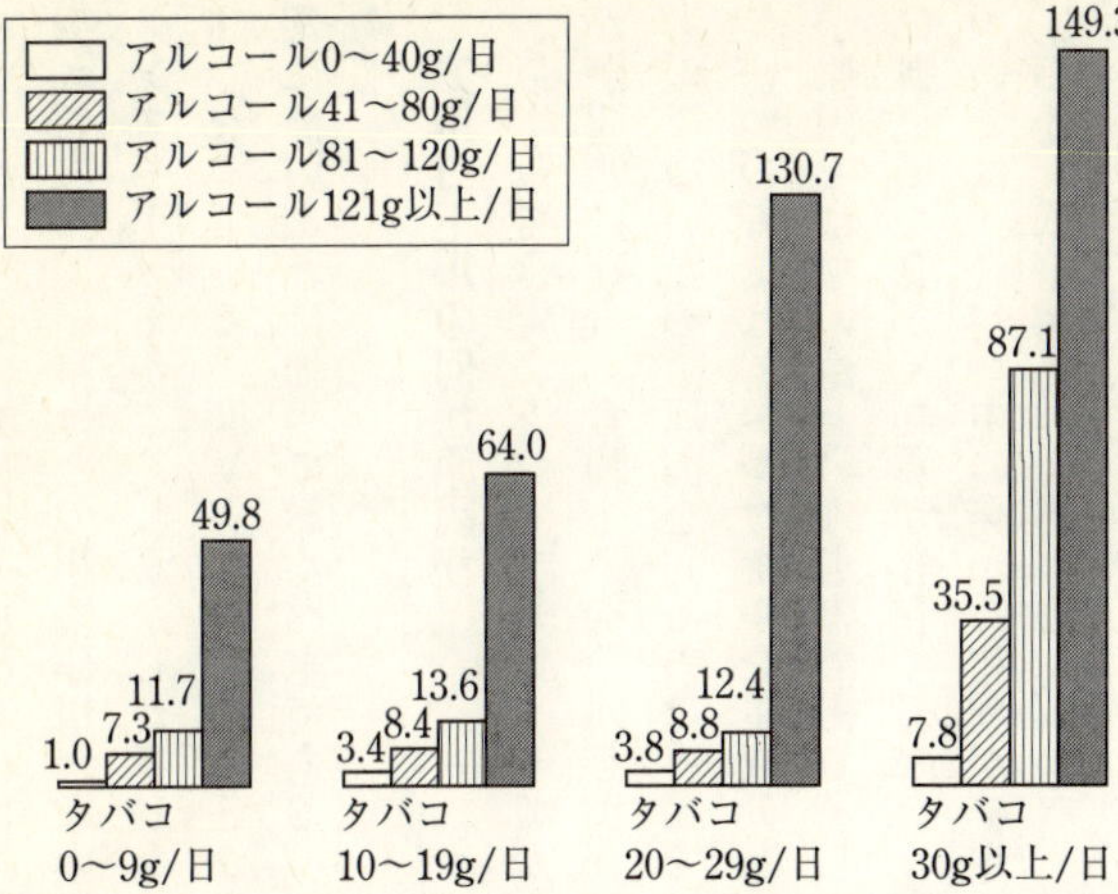

図V－8　食道がん発生に対するタバコとアルコールの相乗作用（R. Doll and R. Peto, *J. Natl. Cancer Inst.*, 66, 1192, 1981）

ルコール摂取ががんの原因になることは間違いないと考えられてきた。

しかしアルコール摂取量と発がんの関係を定量化するのは簡単ではない。それは酒呑みの多くはスモーカーでもあり、しかもアルコールとタバコは互いに発がん率を高めあう、いわゆる相乗作用があるからである。そこでドルらは、アルコールによる食道がん発生に喫煙がどのように影響するかについての疫学研究を行った。図V－8はその結果であるが、ノンスモーカーで酒も呑まない人、あるいは両方ともごくわずかしか摂取しない人の食道がん発生率を一としたとき、アルコール摂取量が一日当たり一二一グラム以上の大酒呑みで、しかもヘビースモーカーの場合の食道がん発生の危険は一五〇倍も高くなっている。このことは、アルコールとタバコ両方を過度に摂ることの危険性をはっきり示している。

もちろん、タバコとの相乗作用がないアルコールだけでも発がんの危険性がある。すなわち、ノンスモーカーかごくわずかしか喫わない人でも大酒呑みの場合食道がんの発生率は約五〇倍も高くなっている（図V-8）。このことから、ノンスモーカーでも酒呑みは食道がんの発生率が非常に高いことは知っておくべきである。

アルコールの何が原因か

以上みてきたように、アルコールでがんができることは確かであるが、アルコールの何が原因かが問題になる。食物・栄養と同じように、アルコールそれ自身いわゆる発がん物質といわれるものでないため、原因を知るのは容易ではない。

一つの考えは、アルコールを主成分とする酒類の中に微量の発がん物質が含まれていて、それが原因ではないかというものである。しかしいままでのところアルコールはもちろん、酒類の中に典型的な発がん物質が存在するという事実は報告されていない。ただ、タバコとの相乗作用については、タバコ中の発がん物質がアルコールに溶けて体内に吸収されやすくなり、これが発がんに関わる可能性は十分考えられる。

また、アルコールそれ自身またはそれから生成する何かが発がんの原因になるという考えがあることが知られている。たとえば、純粋のアルコールが培養細胞の遺伝因子に傷害作用を及ぼすことが知られていることから、アルコール自身ががんの原因になるというものである。しかし純粋のアルコールで動物にがんをつくったという例はないので、アルコールを発がん物質とみなすことはできない。

このほか、アルコールが体内で分解されてできるアセトアルデヒドは動物にがんをつくる発がん物質でありDNAの二つのらせん鎖間をつなぐ、いわゆるクロスリンク形成作用をもっている。

ヒトについても愛知県がんセンター研究所の松尾恵太郎博士らによると、アセトアルデヒド分解酵素には三つの種類があり、分解能の高い酵素をもつ人に比べて分解能の低い酵素をもち、飲むとすぐ赤ら顔になるような人の膵臓がんリスクは一・四四倍にもなることがわかった（二〇〇七年日本癌学会発表）。また膵臓がんだけでなく、口腔がんや喉頭がんについても同じように活性の高いアルデヒド分解酵素をもつ人に比べて、活性の低い酵素をもつ人の発生率が高いことが同研究所から報告された（キャンサー・サイエンス　二〇〇七年）。

このように酵素の多型、すなわちポリモルフィスムとヒトのがんの密接な関連は、のちに述べるようにタバコ発がんの場合にもみられ（V章4がんは遺伝か）、今後ヒトのがん発生をライフスタイルの観点から調べる際の重要な手がかりになると思われる。

ラットにエタノールを投与すると急性脂肪肝が起き、これが抗酸化物投与で阻止されることから、細胞の酸化が脂肪肝の原因になっていることが予想される。実際、ラットに長期間アルコールを摂取させると、・OHラジカルなどの活性酸素やエタノール由来のフリーラジカルが生成していることが実験的に確かめられている。これがアルコール発がんの原因かどうかはわからないが、一つの可能性として研究者の注目をひいている。

酸化ストレスとアルコール発がん

以上のように、アルコール発がんについてはいろいろの考えが提出されているが、決定的なことはまだなにもわかっていないし、その事情は食物発がんの場合と同じである。食物発がんについて酸化ストレスを考えたが、アルコールについても同じことが言えるのではないかと著者は考えている。アルコールから活性酸素やフリーラジカルの生成が実証されているので、これが細胞への酸化ストレスとして働くことは十分考えられる。さらに、アルコールは脂質過酸化反応の原因になって細胞に傷害を与えることも知られている。

このように、アルコールが細胞に酸化ストレスを与えることは明らかであり、長期にわたる大量の飲酒が細胞に酸化ストレスを与えることによってがん発生の素地をつくることは十分考えられる。このことと関連して、アルコールによって抗酸化作用をもつビタミン類の吸収の障害が起きるといわれており、これも細胞に対する酸化ストレスを促進させる要因となる。

以上のように、原因はまだよくわからないとしても、アルコールががんの原因となることは間違いない事実であり、そのメカニズムを明らかにすることは今後の課題として残されている。

ところで、飲酒によるがんがヒトのがんに占める割合はどの程度だろうか。研究者によって数値は若干異なるが、ドルらは二〜四パーセントの範囲で約三パーセント、ウィンダーは女性はアルコールの影響は無視できるほど小さく、男性が五パーセントと見積もり、さらにヒギンソンは男性五パーセント、女性三パーセントと見積もっている。

3　食塩

食塩も食物・栄養やアルコールと同じく、それ自身発がん物質でないにもかかわらず、発がんに関わるものであり、ここで取り上げる。前二者が人びとの食料や飲料として供されるのに対して、食塩は単なる添加物にすぎない。その意味でここで取り上げるのはいくらか違和感があるかもしれない。ただ食塩はがん、とくに胃がんと関連して非常に重要な意味を持っており、そのことを中心に述べることにする。

胃がんと深く関連

世界保健機関（WHO）によると、胃がんは世界のがん死亡原因の第二位、年間七七万六〇〇〇人が死亡し、毎年八八万人の新しい患者が発生している。わが国でも肺がんについで死亡原因の第二位であり、二〇〇一年に五万人が死亡し、一〇万人の新患者の発生があった。他のがんと同じく胃がんの原因もまだ十分わかっているわけではないが、いままでになされた疫学研究の結果から、食塩と塩漬け食品の過剰摂取が胃がん発生に深く関わることは確かと考えられている。

食物・栄養のところで取り上げたように、日本から米国への移民とその子孫のがん発生のパターンが次第に日本型から米国型に変化していくことから、食物・栄養ががん発生と深く関連することが明らかになった。この際日本型がんの典型である胃がんが、日本人に比べて移民一世は七〇パーセントに、二世は五〇パーセント以下に減少することがわかった。このような胃がん減少の原因が塩漬け食品の多い日本型食事から、食塩摂取の少ない米国型食事に変わったためであることは間違いないとされている。

日本国内でみても胃がんは地域によって大きく異なり、秋田、山形、新潟、富山など日本海沿いの米作地帯に多く、沖縄、鹿児島、熊本、宮崎など沖縄と九州南部地方が少ない。胃がんの全国平均死亡率を一〇〇としたとき、男性は秋田一二九・七、新潟一一六・四、山形一一四・八、富山一一二・六と全国平均より高いのに対して、沖縄五六・九、熊本六九・四、鹿児島七一・

一、宮崎八三・四と全国平均よりかなり低くなっている。女性についても、富山一二六・二、山形一二二・六、秋田一一六・七、新潟一一一・五に対して、沖縄四八・二、鹿児島六八・五、熊本七一・三、宮崎七七・二となって、男性と同じ傾向を示している。ところが秋田、山形に隣接した太平洋岸沿いの岩手は男八六・三、女八二・二と低くなっている。この事実は古くからよく知られていて、胃がんの原因を知る手がかりになるのではないかとして多くの研究がなされてきた。もちろん、まだ決定的な原因が明らかになったわけではないが、秋田、山形などが米作地帯、岩手が米作以外の穀類地帯という違いが原因ではないかというのが有力な考え方である。米作地帯の食事情は塩漬け食品が多く食塩の過剰摂取になりがちであることが、これらの地方で胃がんが多い理由と考えられている。

食塩と胃がんの関連についての疫学研究

以上のように、食塩摂取と胃がんの深い関連はおおまかにみてほぼ間違いないようにみえる。しかし、これが確かなものかどうかは科学的な手順をふんだ疫学研究を待たねばならない。

いままでに食塩摂取と胃がんの関係についての疫学研究は国内外で数多くなされており、国立がんセンター津金昌一郎博士がそれらをまとめて、二〇〇五年に日本癌学会機関誌「キャンサー・サイエンス」に報告した。現在、これが最も新しく確実なものと思われるので、これを中心にみていくことにする。

患者・対照（後向き）研究

いままでに行われたたくさんの患者・対照研究の結果は、塩漬け魚、貯蔵肉、野菜塩漬物などを多く摂取する群に胃がんが多いという関係がみられる。世界がん研究基金と米国がん研究所が一九九七年に一六件の患者・対照研究の結果を評価したところ、食事の中に含まれる食塩と胃がんについて調べた八件中、四件が食塩摂取が胃がんの危険性について統計的に強い関連を示した。しかし残り四件は実質的な関連は示さなかった。また六件の研究は食卓塩の使用について調べたものであるが、三件は胃がんの危険性との間に統計的に有意な関係がみられたが、二件については統計的有意差はなかった。これらとは別の最近のいくつかの研究については塩漬け食品と胃がんの危険性が関連することを示した。

以上を総括して、胃がん患者は過去の食習慣の結果として、対照群に比べてより多くの食塩と塩漬け食品を摂取した傾向があるとした。

前向き研究

患者・対照研究に比べて前向き研究の例は少ない上に結果は必ずしも明確ではない。すなわち、ある研究の結果では食塩摂取と胃がんが関連するが、他の研究では必ずしも関連しない。たとえば一万三〇〇〇人の日本人男女を一〇年間追跡し、一一六人の胃がん死について塩漬け食品を多く摂取する人に胃がんの危険性が高い結果が得られたが、これは統計的な有意差はなかった。つまり断定的なことは言えないという結果になった。

津金博士らは、国内で胃がんの多い秋田、長野と少ない沖縄の男性一万八六八四人と女性二万三八一一人について一二年間追跡し、男三五八人、女一二八人の胃がん患者について食塩摂取と胃がんの関係について調べた。その結果、男性については食塩摂取と胃がんの比例関係がみられたが、女性についてはは関係は必ずしも明確ではなかった。ただし、女性で結果がはっきりしなかったのは、食塩摂取の評価が十分でなかったからではないかという。全体として味噌汁、野菜塩漬物、乾燥魚との関係はそれほどはっきりしていなかったが、塩漬け魚しらこと塩漬け魚とは男女とも強い相関関係がみられた。以上を総括すると、日本国内の研究を含めていくつかの前向き研究の結果は、食塩と塩漬け食品をより多く摂取すると胃がんの危険性を増大させることを示しているという。

胃がん発生に対する食塩の作用メカニズム

以上みてきたように、原因のすべてではないが、食塩が胃がん発生の一つの原因であることは疑いない事実といってよい。しかし、食塩がどのようなメカニズムで胃がん発生に関与しているかはまだよくわかっていない。ラットを用いた動物実験で食塩を摂取させると胃炎を起こすし、MNNGという発がん物質と同時投与すると発がん率を高めることが知られている。このことからよく言われているのは、胃内の食塩濃度が高くなると、胃粘膜壁をあらして炎症やビラン、変性などの損傷となり、その結果細胞増殖を引き起こして、食物由来の発がん物質の効果を高めるのではないかというものである。

このほか、食塩や塩漬け食品の摂取がヘリコバクター・ピロリ感染を増大させる事実があることから、このことを通じて胃がん発生に寄与しているのではないかという考えもある。ただ、ヘリコバクター・ピロリ感染が胃がんの原因のすべてとはいえないので、食塩はこのほかになんらかの形で胃がん発生に寄与していることは十分考えられる。このように胃がんと食塩の関係はかなり明確になったとはいえ、現在まだわからないことも多いというのが本当である。

4　がんは遺伝か

本章で食物・栄養ががんの主な原因であることについて述べ、日本と米国との食物・栄養摂取の内容の違いが両国のがん発生パターンと密接に関連することについて述べた。この論法でいえば、家族単位での食習慣の違い、たとえば漬物や塩辛い料理を好むとか、肉食など動物性脂肪を多く摂るといったことなどが発がんに関連することも当然ありうると考えられる。

そこである家族から多くのがん患者が出たとき、その家庭の食習慣が原因ではないかと考えることもできる。しかし、このことを疫学研究の対象として統計的に結論を得るのは容易ではない。

一方、ある家族にがんが多発したとき、それは遺伝によるのではないかという考えも当然ありうる。実際、がんは遺伝なのかそうでないのかという疑問は多くの人がもっており、ここで簡単にその問題に触れておきたい。

遺伝性のがん

一般に遺伝というとき、生殖細胞を通じて遺伝形質が親から子へ伝えられることをいい、遺伝病は親に遺伝子の異常がある場合、これが子に伝えられて起きる。遺伝子に異常がある、いわゆる遺伝性の病気は三五〇〇～四〇〇〇以上あると推定されており、がんのなかにも遺伝性のものがあるのは不思議ではない。実際、がん全体の五～一〇パーセントが遺伝性といわれる。

遺伝性のがんの多くはがん遺伝子やがん抑制遺伝子の異常と関係することがわかっている。がん遺伝子の異常が原因として知られているのは多発性内分泌腺腫瘍症２型の一例だけなのに対して、がん抑制遺伝子の異常によるものは一〇種以上が知られている。三〜四歳までの小児の眼に発生する網膜芽細胞腫は約一万五〇〇〇人に一人の頻度で生ずるといわれているが、その約四割が遺伝性と推測されている。このほか、子供の腎臓に発生する遺伝病としてウィルムス腫瘍がある。大腸がんとの関係で一般にもよく知られている家族性大腸腺腫症は、大腸に数百から数千の腺腫（ポリープ）を発生する遺伝性の病気で、約五〇〇〇〜一万人に一人と推測されている。これは良性であるが放置するとほぼ一〇〇パーセントの確率でポリープのいくつかが大腸がんに進展するといわれており、APC抑制遺伝子に異常があることがわかっている。

このほか、DNA修復に関する遺伝子の異常が原因でがんが発生する病気として色素性乾皮症がある。日光が皮膚がんの原因になることは前に述べたが、光によって皮膚細胞内のDNAの隣り合ったチミン塩基同士が結合してチミン二量体をつくり、これが遺伝情報を狂わせてがんになることがわかっている。通常二量体を除去修復する酵素をもっているため日光に当たっても容易に皮膚がんになることはない。ところが遺伝的にこの修復酵素を欠く家族の系統があり、この人たちは二量体の除去修復ができないため、日光に当たると容易に皮膚がんを発症する。

体質とがん

以上にいわゆる遺伝性のがんのいくつかの例を挙げたが、これらはがん全体の五〜一〇パーセント程度であり、残り九〇～九五パーセントは遺伝性ではないということである。これらは遺伝とは関係がなく、いままで述べた職業がん、タバコ、アスベスト、食物、栄養などの外的因子やエネルギー代謝過程で生ずる活性酸素など内的因子が原因と考えられている。これらは遺伝病としての遺伝でないことはもちろんであるが、そこに遺伝的なものは一切関与しないとはいえないと多くの人たちが感じている。というのはタバコが肺がんの原因であることは確かな事実であるが、ヘビースモーカーで肺がんにならない人がいる一方で、軽度のスモーカーやノンスモーカーでも肺がんになる人がいるのはなぜなのかという疑問があり、そこに何か遺伝的なものの関与を考えたくなるのは当然である。また、有名な例としてナポレオンの家系に胃がんが多かったことから、胃がんは遺伝性ではないかともいわれた。これらのことからがんは遺伝とはまったく無関係という主張は説得力を欠くのも事実である。

そこで誰もが納得して同意できる説明はがんのなりやすさとなりにくさを決めるものとして体質が関わっているということではないかと著者は考えるし、多くの人が同じように考えているのではないかと思う。これは人びとが経験を通して感じていることであり、戦前国民病として死因の一位を占めていた結核の場合、結核になりやすい体質の家系とそうでない体質の家系があったことは事実である。また、周囲をみても風邪をひきやすい人とひきにくい人がいることも確かであり、これも体質の問題としか思われない。この場合、体質は親から子へ伝わるという意味で遺伝と関わるが、これは遺伝子の異常が親から子へ伝わる遺伝病とはまったく異なることはいうまでもない。

それでは体質の遺伝とは一体何なのかということが問題になるが、これは人それぞれ顔が異なり、これが遺伝と関わるというのと同じ意味と考えればよい。DNAの塩基の配列はヒトとチンパンジーでは一・三三パーセントしか違わないといわれ、ヒト同士の違いは〇・一パーセントにすぎない。それでも地球上の人類がすべて異なる顔をしているのは、それに対応したDNA塩基配列の違いに基づくのである。実際、一個の塩基だけが異なる一塩基多型（スニップ、SNP）というものがあり、このような一個の塩基の違いががんにかかりやすいか、かかりにくいかという体質を決めている可能性がある。

以上ががんは遺伝かという問いに対する著者なりの答えであるが、将来研究が進めば病気と体質の関係が遺伝子の中の特定の塩基配列と対応して語られるようになるに違いない。実際、いまでもタバコ発がんに対する抵抗性を代謝酵素の多型性（ポリモルフィスム）で説明する実験的研究が国の内外で精力的に行われている。次章で発がん物質など外的因子の代謝酵素としてシトクロームP-450について説明するが、この分野の研究は世界的に大規模に展開されて、P-450には少しずつ代謝方式の異なるいわゆる多型がたくさんあることがわかった。そしてすべての人がこれらを一様にもっているのではなく、人によって多型の持ち方が異なることもわかった。

そのため、たとえばベンツピレンやニトロソアミンなどタバコ中の発がん物質とされているものについて、これらを活性化する酵素多型をもつ人はタバコで肺がんになりやすく、これを欠く人はスモーカーでもがんになりにくいと考えられるという。これは実験的根拠に基づいてがんになりやすさとなりにくさを説明しようとするものであり、今後がんと体質の関係を追究する上で一つの示唆を与えるものといえる。

Ⅵ章　がんはなぜ生じるか――そのメカニズム

がんはなぜ生じるかを考えるとき、何ががんをつくり、それがなぜがんをつくるかに分けて考えられること、そして前半で〝何が〟について述べ、後半で〝なぜ〟について考えることとした（Ⅰ章）。

これまでがんをつくるものについて、それらを発がん性の強弱や作用様式などで分類した上で個々の物質を取り上げて説明した。本章以降は、がんが生じるメカニズムについて考えていくが、その前に本章では歴史的視点の大切さ、ほかの研究にみられないがん研究の特異性、さらにがん研究の難しさについて述べることにする。

1 歴史的視点が不可欠

現在、発がんメカニズムについてがん遺伝子やがん抑制遺伝子などを中心に先端的な研究が世界的規模で大々的に展開されている。日々新しい事実が発見され、五、六年前の知見はすでに古くなるといった進歩の日々が続いている。しかし、このような知見がすべて発がんメカニズムの本質に関わるとは限らず、一〇年単位の時の経過でみれば、それらの多くは忘れ去られていくのが現実である。

したがって、発がんメカニズムを考えるとき、現在という一断面でみるのではなく、一〇年、二〇年、さらに長い歴史的視点に立ってみることが必要である。そうでないと、発がんメカニズムについて誤った考え方や安易な評価をすることになりかねない。実際、いままでの経緯をみても、たとえば一九七〇年代に組織培養による細胞の試験管内発がん（トランスフォーメーション）に成功したとき、これで発がんの問題は解決できると言う人たちもいた。というのは、それまで動物実験で発がん物質を投与したあと、がんができるまではブラックボックスの状態だったのが、試験管内で細胞がん化の経緯を観察できるからである。しかも動物実験では発がんまでに一年程度の長い期間を要するのに対して、培養細胞のがん化は一〜二ヵ月程度の短期間に起こるので、発がん過程の追跡が容易だからである。このようなことから、組織培養法による細胞がん化の成功で発がんメカニズムの解明も可能になると考えたのである。しかし実際はそうはならなかった。

さらに、一九八〇年代に入ってがん遺伝子が発見されたときも、これで発がんの問題は解決できると広言する研究者もいた。培養細胞での発がん実験の成功やがん遺伝子の発見は確かにがん研究の歴史上画期的な業績には違いないが、これで発がんの問題が解決されるほど発がんメカニズムの問題は容易なものではないのである。一つの大きな発見があったとき、それが長いがん研究の歴史のなかでどのような位置を占めるのか、そしてそれのもつ意義について十分検討の上で評価すべきである。

2　がん研究の特異性

コンピューターから動物まで

がん研究は、自然科学全分野の研究者の興味の対象となる点で他の研究と異なる特異性をもっている。一九五〇年代から六〇年代にかけてフランスのプルマン、ドーデルら理論化学者たちが発がん化学物質の電子構造と発がん性とを結びつける研究を展開した。著者もフロンティア電子理論を発がんの問題に適用する研究からがん研究の分野に入った。プルマンらや著者らが用いた研究手段は量子力学的方法であり、道具は当初は手回し計算機、のちにコンピューターであった。

もちろん、これらはがん研究の周辺領域であるが、中心領域には主として細胞やその成分を用いた生化学的研究が主流を占め、多くの生化学者、細胞学者などが活躍していた。さらに医学者たちは動物に発がん物質を投与して種々のがんをつくる研究を精力的に行った。このように、物理学、化学、生化学、医学の広い分野の研究者ががん研究に従事してきたのががん研究の歴史である。研究手段もコンピューターから細胞、さらに動物が登場するのががん研究の世界である。

基礎科学ががん研究を変える

自然科学を数学、物理学、化学、生化学、医学と分けて考えたとき、数学を別にすれば、研究の成果は最も基礎的な学問である物理学から順次に化学、生化学、医学へと流れていく。このことの顕著な例の一つは、物理の世界で生まれた量子力学が、化学の世界で量子化学という基礎学問となって化学全体に大きな変革と進歩をもたらしたことである。

さらに物理学で確立されたX線解析による結晶構造決定の手法がDNAに適用されて、その二重らせん構造が解明され、ワトソン-クリック模型が生まれた。これを契機に二〇世紀後半のD

NA学ともいうべき分野の発展が医学の全分野に大きな変化をもたらした。がん遺伝子、がん抑制遺伝子などの発見を中心としたがん研究の革命的な進歩はその典型例である。このようにがん研究の大きな進歩はそれ自身独自の進歩というよりも、その上流にある基礎科学の発展の流れを受けて変化し、進歩してきたのである。これもがん研究の特異性の一つといえる。

また、DNA学と同じようにがん研究に革命的な変化と進歩をもたらしたものとして、大阪大学の佐藤了、大村恒雄両博士が一九六二年に発見したシトクロームP-450という酸素添加酵素がある。この酵素の発見によって、発がん物質が生体内に入ってのち、酸素添加された代謝活性体になって生体成分、とくにDNAに結合して発がんに導くというスキームが確立された。それまでは発がん物質がもとのままの形で生体成分と反応すると考えられていたので、この酵素の発見はがん研究を大きく変え、著者自身この発見で大きな衝撃を受けたのを思い出す。

このほか、がん研究と無関係に発見された活性酸素ががん研究の分野に登場して、いまでは発がんメカニズムを語るとき無視することができない存在になっている。

こうして、現在がん研究の分野でがん遺伝子、がん抑制遺伝子、シトクロームP-450、ゲノム構造、アポトーシス、活性酸素といった用語が到るところで使われている。しかしこれらの言葉は著者ががん研究の世界に入った一九五〇年代には一切聞くことはなかったのである。このようにみてくると、がん研究の進歩は、その上流にある基礎科学の成果なしにはありえないことがよくわかる。この意味でがん研究で成果を得るためには基礎科学の進歩が不可欠であり、そのことを強調しておきたい。

3　がん研究の難しさ

「この貧弱な知識を得るために、過去五十年間非常な努力をしてきたことを思えば、今後癌の問題が解決されるまで、さらにどれだけのことをしなければならないか」（G・ウィリアムズ著、永田育也、蜂須賀養悦訳『ウイルスの狩人』）。これは性ホルモンが悪性発育の刺戟になりうることを最初に証明した英国の生化学者エドワード・ドッズの言葉である。この言葉ほどがん研究の難しさを実感できる形で表現したものはほかにないように思う。成果の大小を問わず、がん研究に生涯を捧げた研究者が、その終わりに抱く感慨は皆これと似たようなものではないだろうか。

自己完結型でないがん研究

物理学や化学の分野で、ある新しい発見があり、それが確かな事実であれば、時代の変化によってそれが否定されたり評価されなくなるということはない。

最もわかりやすい例でいえば、化学の世界で行われた重要な反応や触媒の発見は、いつまでも化学の世界で生き続けて化学の進歩に寄与する。たとえば、ディールスとアルダーが発見したディールス－アルダー反応（一九五〇年ノーベル化学賞）やチーグラーによるチーグラー触媒の発見（一九六三年ノーベル化学賞）などは半世紀を経てもその評価はまったく変わることなく、いまでも化学の分野でも重要な役割を果たしている。それはこれらの発見は自己完結型であって、それを評価する基準がほかにあって、時代の変化や研究の進歩に伴って評価が変わるといった性質のものではないからである。

がん研究の分野でも、発がん物質を動物に投与してがんをつくるという研究は、それが確かな事実であれば、自己完結型の研究であり、時代が変わってもその業績は存続していく。

これに対して発がんメカニズム研究については、ある考え方なり理論が提起されても、時代が変わり研究が進歩するとともに確かさや評価が変わっていくのが常である。ここに発がんメカニズム研究の複雑さと難しさがある。これは自己完結型の研究ではなく、評価の基準が別のところにあるからである。その基準とは、将来発がんメカニズムの全貌が明らかになったとき、その研究が重要な意味をもっているかどうかということである。そのため、ある重要な発見がある時期に発がんメカニズムの本質と関係すると考えられたとしても、研究の進歩に伴ってその理論は否定されるということが起こりうるのである。このような例は発がんメカニズム研究の歴史のなかではよくあることである。すなわち、ある時期に華々しく登場したものが時代とともに消えていくことは珍しくない。そのため、発がんメカニズム研究はがん研究の墓場であるという言葉さえも生まれた。

がん遺伝子の発見とノーベル賞

発がんメカニズム研究の難しさを最もよく示す例としてがん遺伝子やがん抑制遺伝子の発見がある。一九八〇年代に世界中を驚きと興奮で包んだがん遺伝子の発見は、発がんメカニズムだけでなく、がん研究の歴史の上でも衝撃的な発見であった。がん研究では、しばしば発見した事実そのものがのちに否定されることもあるが、がん遺伝子の存在そのものは確かな事実として現在もそれとの関連で世界中で膨大な数に上る研究が展開されている。そして、今やがん遺伝子を抜きにしてがん研究はありえないといっても過言ではないほど、がん研究におけるがん遺伝子の地位は特別に重要なものになっている。

これほどがん研究に対して大きなインパクトを与えたがん遺伝子の発見に対して未だにノーベル賞は授与されていない。ノーベル賞は、ある学問分野にブレークスルーをもたらした大きな発見に対して与えられるものとされており、事実いままでの例をみるとそのことがよくわかる。ところががん研究の分野に革命的な進歩をもたらしたがん遺伝子の発見に対して、なぜノーベル賞が未だに授与されないのか不思議である。実際、そのことに疑問を感じ、不満を述べる研究者も少なくない。

理由はもちろんわからないが、推察すれば、がん遺伝子が発がんメカニズムに深く関わることは間違いないとしても、発がんメカニズムの全貌が明らかになったとき、がん遺伝子が主役として重要な役割を果たすものとして残るかどうかについて、いまの段階では確かなことがわからないからではないかと思う。発がんメカニズムが解明されたとき、主役ではなく脇役にすぎないということもありうるからである。ノーベル賞委員会ががん遺伝子発見に対する授賞に慎重なのはそのためではないかと思う。がん研究の難しさがここにもみられるのである。

ノーベル賞学者の挑戦を斥ける

近年、自然科学はその発展に伴って専門分野の細分化と専門化が急速に進行した。そのため、ある分野の研究者が他の分野の研究に口を出したり、実際に他分野の研究を始めるといった例は滅多にない。ところががんは広い分野にわたって多くの人の興味の対象になっているため、本来がん研究とは無縁の研究をした人でも割合容易にがんの問題に意見を述べたり、実際に研究に取り組むということが可能である。さらに、がんはまだわからないことが多いため、何を言い、何をやっても許されるという気風があることも事実である。

このような雰囲気を反映する現象の一つとして興味があるのは、ある分野で画期的な業績を挙げてノーベル賞を受賞した高名な学者が、がん研究、とくに発がんメカニズムの研究に取り組んだ例が少なからずあるということである。それらを挙げれば、ワールブルク（一九三一年生理学・医学賞）、セント・ジェルジ（一九三七年生理学・医学賞）、ブーテナント（一九三九年化学賞）、ポーリング（一九五四年化学賞）、カルビン（一九六一年化学賞）など、いろいろの分野にわたり多彩な顔ぶれがみられる。

それぞれの分野で偉大な業績を挙げたこれらの碩学《せきがく》たちがはたして発がんメカニズムの研究でどのような成果を得たかは大いに興味のあるところである。ところが残念ながらいずれもがん研究の歴史に残るような業績を挙げることはできず、いまでは完全に忘れ去られている。その理由の一つは、本業の分野で全力投球したあとの余技のような形でがん研究に取り組んだためと思われる。もちろん、これらの人たちが最初から全力で発がんメカニズムの研究に取り組んだとしても、はたして画期的な成果を得たかどうかは保証の限りではない。これらの人たちの研究は前に述べた自己完結型の研究であるのに対して、発がんメカニズムの研究はそうではないからである。物理学の歴史にみられるような、一人の天才の独創的なアイデアによって、それまでの難問が一挙に解決されるというようなことは発がんメカニズム研究の世界にはありえないからである。そこにはたくさんの試行錯誤から成る複雑で泥臭い研究を必要とするのである。

ちなみにノーベル賞学者が発がんメカニズムの研究に挑んだいくつかの例を紹介しておく。

たとえば、セント・ジェルジ博士（生物学的燃焼、とくにビタミンCおよびフマル酸の触媒作用に関する発見でノーベル賞）は二〇世紀最大の生化学者の一人といわれ、ビタミンCの発見、筋収縮の研究など多くの優れた成果を挙げたが、一九七〇年代以降八〇歳を越えた晩年になって発がんメカニズムの研究に情熱を注いだ。博士は生物現象はすべて電子レベルで解明できるとして電子生物学を唱え、発がん物質と生体成分との電子的相互作用を電子レベルで追究して発がんの問題を解明しようとした。量子生物学（電子生物学と同じ）の分野の研究者の一人として著者も博士の研究に期待したが、いまに残るような成果は何も得られなかった。

カルビン博士（植物における光合成の研究でノーベル賞）はベンツピレンとDNAの結合の研究を通じて発がんメカニズムに挑戦した。一九七〇年代のあるとき来日中の博士が国立がんセンターで自らの研究について講演したが、とくに新しい発見やアイデアを聞くことはできなかった。

以上二人のノーベル賞学者の専門が発がんと無関係であったのに対して、ワールブルク博士は「呼吸酵素の特性および作用機構の発見」により一九三一年のノーベル生理学・医学賞を受けていることからわかるように、細胞呼吸の立場から発がんの問題も研究課題の一つとしていたのである。細胞呼吸の研究から博士は正常細胞が酸素呼吸なのに対してがん細胞は醱酵《はっこう》呼吸を営んでおり、これがかん細胞の本質であると考えた。生化学界における博士の絶大な権威もあって、この説は長い間発がんメカニズム研究の分野で大きな地歩を占め、盛んな議論の対象として生き続けた。博士は一九七〇年に八六歳で没したが、著者の記憶では一九六〇年代にもこの問題で博士と反対論者との論争がなされていたように思う。しかしその後がん細胞の本質が醱酵呼吸であるという説は完全に姿を消した。

Ⅶ章　発がんメカニズムに関する理論

なぜがんが生じるかに対する答えは、がんが生じるメカニズムを明らかにすることにほかならない。しかし発がんメカニズムに関する理論は、まだ確かなことがいえる段階から程遠いといわねばならない。山登りでいえば、八合目から上が厚い雲に覆われて山頂付近の山容はまったくみえない状態であり、別の言い方をすればまだ混沌の状態にあるということである。厚い雲が晴れて山容がはっきりとその姿を現したとき、初めてがんはなぜ生じるかがわかるのである。

以下、発がんメカニズムに関する研究の歴史と現状をみていくことにするが、理論の内容をいちいち詳細に述べることはしないで、大きな研究の流れのなかでどのような理論がいままでに出されているかについて大筋を辿っていくことにする。

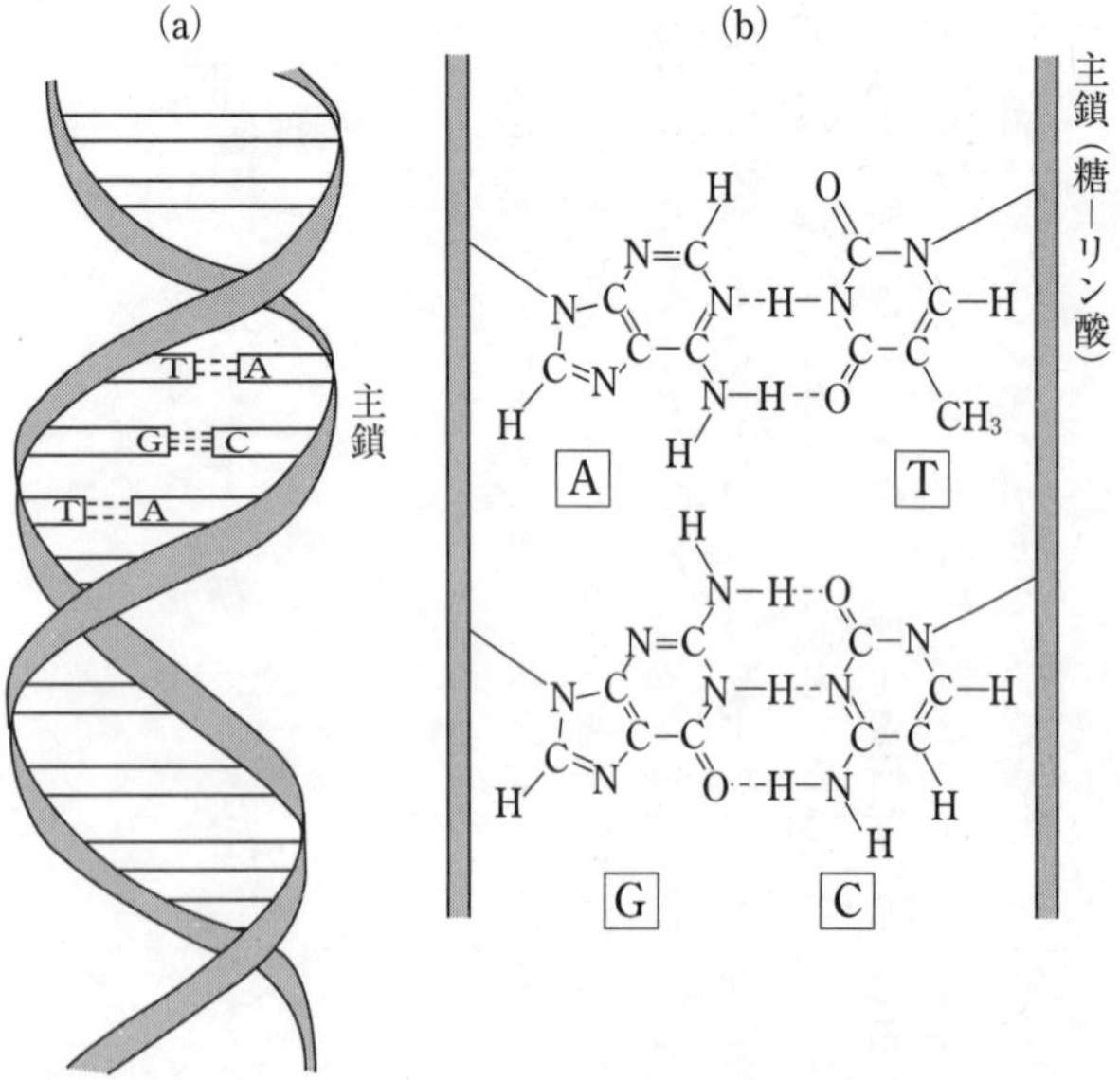

図Ⅶ－１　(a)ＤＮＡの二重らせん立体構造　(b)主鎖間を塩基が水素結合（点線）でつないでいる。Ａ：アデニン、Ｔ：チミン、Ｇ：グアニン、Ｃ：シトシン

用語について

発がんメカニズムを論ずるに当たってはＤＮＡをはじめとする細胞の構成成分の名前が頻繁に出てくるので、それらの主なものについて簡単に説明しておきたい。

まず、ＤＮＡについては一九五三年にワトソンとクリックによって三次元立体構造が決定され、これが二〇世紀後半の生物学の爆発的な発展の基礎になったことはよく知られている。図Ⅶ－１(a)の模式図にみられるように、糖―リン酸結合から成る二本の主鎖の間をＡ－Ｔ、Ｇ－Ｃの水素結合対が梯子段の形でつないでいる。Ａ－Ｔ、

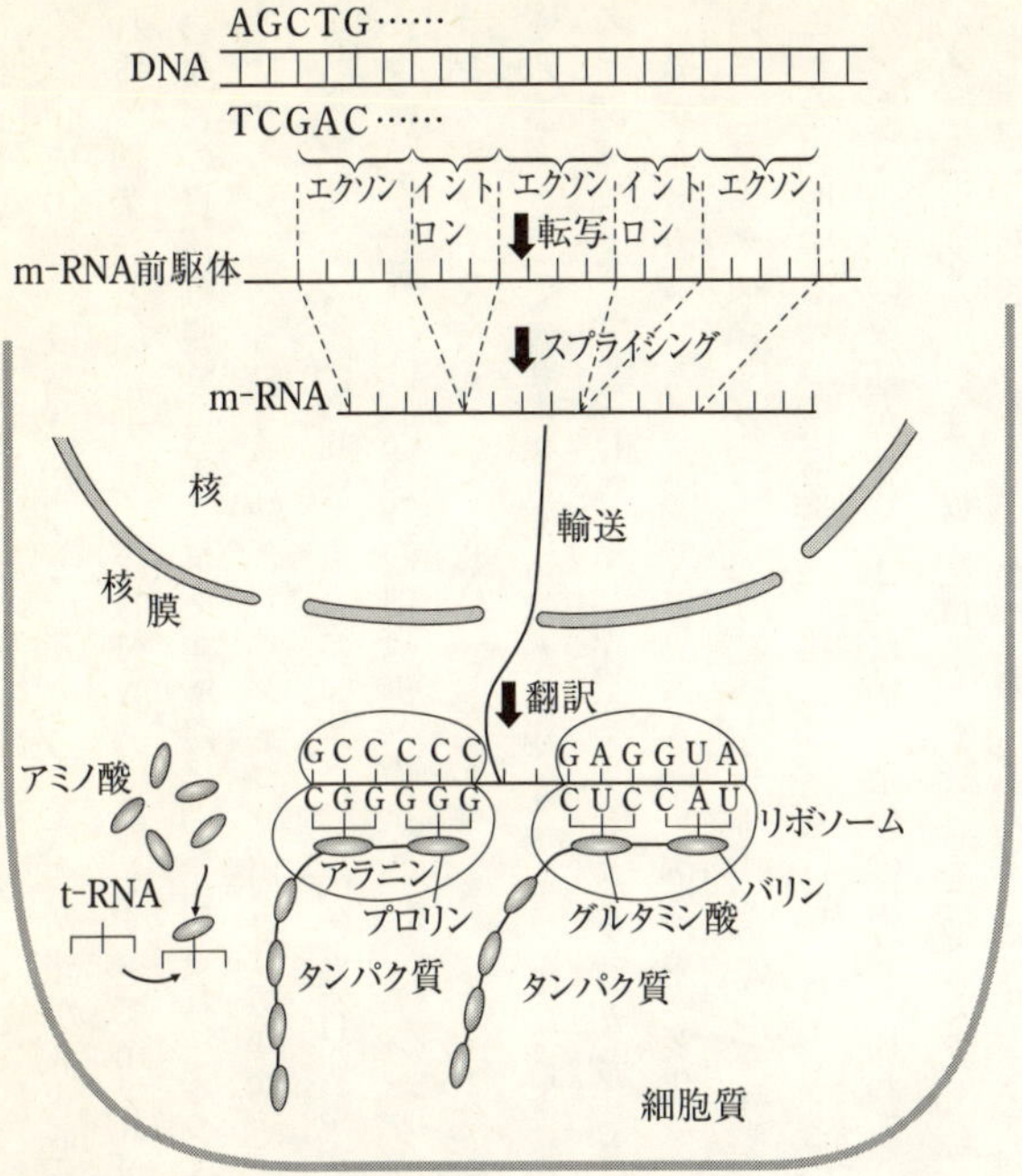

図Ⅶ－2　DNAの情報が転写、翻訳されてタンパク質が合成される。細菌など原核細胞ではDNAの全情報がm－RNAに転写されるが、哺乳動物などの真核細胞ではスプライシングによりエクソン部分だけが情報発現される。m－RNA：メッセンジャーRNA、t－RNA：トランスファーRNA

G‒Cの分子構造と水素結合の様子は(b)に示すとおりである。これら塩基の並びの中に生物のすべての情報がたくわえられていて、この情報に従ってタンパク質などの生体成分が合成される。

図Ⅶ‒2はDNAの情報が発現されてタンパク質が合成される模式図である。AGCTG……という並びをDNAの一次構造といい、これらのなかの三個の塩基が一個のアミノ酸に対応してタンパク質が合成される。合成の第一段階は転写といってDNAの情報がメッセンジャーRNA(m‐RNA)に移される。細菌など原核細胞ではDNAの情報がすべてm‐RNAに転写されるのに対して、哺乳動物などの真核細胞ではエクソン領域だけが発現され、イントロン領域は発現しない。そのため、スプライシングという手続きでイントロン領域を切り捨ててエクソン部分だけをつなげた形のm‐RNAができる(図Ⅶ‐2)。ここまでは核内で進行するが、そのあと情報を受け取ったm‐RNAは核膜を通り抜けて核外の細胞質へ輸送され、タンパク合成工場であるリボソームの働きでトランスファーRNA(t‐RNA)が運んできたアミノ酸が次々とつながれてタンパク質が合成される。ここで塩基に蓄えられた情報がアミノ酸に置き換わるのでこの段階を翻訳と呼んでいる。図Ⅶ‐2をみればDNAの情報からタンパク質が合成される道筋はよくわかると思う。

発がんメカニズムの議論ではDNAの一次構造の変化を伴う突然変異と、一次構造の変化のないエピジェネティックスという二つが対立概念として頻繁に出てくるので、図Ⅶ‐2の模式図でこれを説明する。一次構造の変化とは、AGCTG……という並びがたとえばAがGに変わるとか、ある一つの塩基がなくなるとか、余分の塩基が加わるといったことで、もとの塩基配列が変わることである。いま一個が置換した場合を考えると、転写の段階でその変化はm‐RNAに写され、その変化した情報に従ってタンパク合成に至るので、もとと違ったタンパク質ができることになり、これが突然変異という現象として現れる。

一方、エピジェネティックスは一次構造に変化はないので、エクソン領域の情報はそのままmRNAに転写される。ところが発現の調節によって、あるエクソン部分が発現されなかったり、発現の順序が変わったりする。このようにDNAの一次構造に変化がなくても発現の仕方がもとと変わるのがエピジェネティックスである。後に出てくる分化やDNAメチル化も一次構造の変化はなく、発現の状況が変わるという点でエピジェネティックスの一つである。このように発現の仕方が変われば合成されるタンパク質の順序や組み合わせがもとと異なることになる。

突然変異に比べてエピジェネティックスは馴染みがうすくわかりにくいと思うので、分化を例にとってもう少し説明を加えておきたい。

受精卵が増殖・分化をくり返して個体ができあがるには、胃と肝臓というように働きの違う臓器を必要とし、それぞれの臓器に特有の機能をもつ細胞をつくる必要がある。哺乳動物ではこのような細胞は二〇〇種にも及ぶといわれる。

このような機能の異なるいろいろの細胞をつくる過程で、それぞれの細胞に必要な遺伝子の発現をオンにし、不必要な遺伝子の発現をオフにするが、この発現機構は細胞分裂を通じて維持される。このように、エピジェネティックスでは発現の仕方が異なるだけで、ゲノム（細胞の核に含まれる染色体あるいは遺伝子の全体）の配列、つまりDNA一次構造には変化がなく、この点で一次構造の変化を伴う突然変異と本質的に異なる。

発がんメカニズム研究の二つの流れ

一九五二年に恩師の福井謙一先生がフロンティア電子理論を提唱され、その理論の化学反応への適用を米澤貞次郎博士(現京大名誉教授)に、発がんメカニズムへの適用を著者に指示された。当時がんについてまったく白紙の状態だったので、どのように研究を進めてよいか戸惑った。そこで発がんメカニズム研究の現況を知りたいと思い、当時白血病とウイルス発がんの権威として著名な天野重安博士を医学部に訪ねて話を伺った。天野博士は、工学部でがんの研究をするとは殊勝であると大変喜ばれた。そしてがんについていろいろと話されたが、そのなかで「発がんメカニズムの研究で大事なことは、細胞内の発がんの場をはっきりさせることである」という言葉が強く印象に残った。

発がんの場については、二〇世紀初め以来の長い研究の歴史のなかで大きな二つの流れが形成された。一つは細胞核を考えるものであり、もう一つは細胞質を発がんの場とするものである。それは分子生物学の言葉でいえば、DNAの塩基配列、すなわち一次構造の変化を考えるか、それともDNA一次構造の変化とは関係のない出来事かということである。さらにいえば、ジェネティック(遺伝子的)か、エピジェネティック(遺伝子外的)な出来事かということである。ここでエピは外の意味であり、遺伝子内での変化以外の細胞の中という意味である。

二〇世紀を通じて発がんの場をはっきりさせようとして多くの人たちが膨大な研究を積み上げてきたが、それらはすべてこの二つの流れのいずれかに分類できる。ある人たちはＤＮＡ一次構造の変化を伴う突然変異を主張し、他の人たちはＤＮＡの一次構造の変化と無関係なエピジェネティックな出来事ががん化の始まりであると言って譲らなかった。発がんという現象は調べれば調べるほど迷路に入り込むような複雑な様相を呈するため、こうしてなかなか決着はつかなかったのである。

光の波動説対粒子説とがん

著者が国立がんセンターで研究を始めた一九六〇年代も、がん研究者はこの二つの流れのどちらがはたして発がんの本質につながるかについて思い悩んでいた。当時のこの状況は、量子力学出現以前に物理学者が、光は波動か、それとも粒子か、という問題について思い悩んだ状況に似ており、これを当時著者は、量子力学誕生当時物理学者たちが語った言葉を借りてつぎのように表現した。「……量子力学の出現以前、物理学者は月水金の三日間は光を波動と考え、火木土の三日間は光を粒子と考えた。当時の物理学者と同じように、いまわれわれがん研究者は、月水金の三日間はがんが突然変異で起こると考え、火木土の三日間は分化異常で起こるのではないかと思い迷っているといっても過言ではない。この意味で、発がん論の現状は量子力学出現以前の物理学の状況にたとえることができるように思う」(日本生物物理学会編『生物物理学講座』吉岡書店、一九六六年)

タンパク質かDNAか

発がん論の二つの流れはいくつもの消長があり、一九六〇年代前半には米国のミラーらがアゾ色素系発がん物質とタンパク質との結合に関する膨大な研究をもとにタンパク質欠損説を提唱した。このため、発がんの場として、核(DNA)よりも細胞質(タンパク質)を考える立場が主流になっていた。

一九七〇年代に入ると、多くの発がん物質の変異原性(突然変異活性)が細菌や動物細胞で見つかり、発がんと突然変異の密接な関連に研究者の関心が集中した。細菌を用いたこのテストは実験が容易なため、膨大な数の化合物の変異原性がテストされた。そのなかに日常生活に関する物質も含まれていて、しかも変異原性即発がん性といった誤った考えが流布していたため、社会一般に不安を広げた。しかし、その後、細菌テストで変異原性を示す物質で動物実験でがんをつくらないものが数多く知られるようになり、変異原性物質即発がん物質という考えはなくなり、一般の不安は徐々に解消された。

以上のように、一九六〇年代から七〇年代にかけての二〇年間に限ってみても、発がんメカニズムの研究は発がんの場としてタンパク質と核の間で消長をくり返してきた。二〇世紀初頭以来一〇〇年間にも同じようなことがサイン–コサインのようにくり返されてきており、以下その流れを辿ってみる。

1　体細胞突然変異説

ここで体細胞突然変異としたのは、突然変異には生殖細胞と、体を形づくっている体細胞の突然変異があり、生殖細胞の突然変異が親から子へ遺伝するのに対して、体細胞突然変異は一代限りで遺伝しない点で大きく異なり、両者は明確に区別する必要があるからである。ただ本書ではとくに言及しない限り体細胞突然変異を単に突然変異と呼ぶことにする。

がんが突然変異で起きるのではないかという考えは、二〇世紀の初めメンデル則を再発見したド・フリースが初めて提唱したといわれる。ただ、これは単に考え方を述べたものであり、実験を基礎に初めて突然変異を提唱したのは生物学者ボヴェリであり（一九一四年）、それは染色体に関する実験に基づいていた。

その後、各年代ごとに突然変異説を唱える研究者が次々と現れたが、そのなかでとくに一九二〇年代のストロングと一九三〇年代のバーデットが詳しい研究を行った。突然変異というとき、バーデットが言うように混乱が生じないようにするため言葉の定義をはっきりさせる必要がある。突然変異とはＤＮＡ一次構造の変化であるが、その変化にはいくつかのものがある。すなわち、ＤＮＡの四個の塩基が互いに置き換わる塩基置換、塩基の挿入や欠失で読み枠が変わるフレームシフト、変異したものがもとに戻る復帰突然変異などがあり、これらは点突然変異と呼ばれ、ここでいう突然変異はこれらを指している。

発がん性と変異原性の並行関係

がんが突然変異で起こることを支持する間接的な証拠として第一に挙げられるのは、多くの発がん物質が変異原性をもつという、両作用の並行関係である。がんの突然変異説を直接証明するためには、動物にがんをつくる発がん物質がその動物の体細胞に突然変異を起こすことを示す必要がある。しかしこれは技術的に困難なため、細菌に対する変異原性をテストしてその結果を動物に対する発がん性との並行関係を調べる研究が主流となった。もちろん、発がん性と変異原性が完全に対応したとしても、それは両者のメカニズムが同じであることを必ずしも意味しないで、二義的な対応にすぎない可能性は残る。しかし、もし両者がきれいな並行関係を示すとすれば、発がんの最初の段階が突然変異で始まる可能性はかなり高いと考えてよい。この意味で二〇世紀を通じて発がん性と変異原性の関連を調べる研究が精力的に続けられてきた。

しかしながら、一九五〇年代までは発がん性と変異原性の並行関係は紫外線や放射線で良好な対応関係がみられたが、化学物質については両者の関係は良好とはいえなかった。そのため、突然変異説の主張者であるバーデットですら、発がん突然変異説に悲観的な見解も述べている。それは最も典型的な発がん物質であるベンツピレンをはじめとする芳香族炭化水素系発がん物質に変異原性がないか、あってもごく弱い活性しか示さなかったからである。

シトクロームP-450の発見

この状況を大きく変えたのは前に述べた佐藤、大村両博士によるシトクロームP-450の発見である（一九六二年）。これはアミノ酸四八〇〜五二〇個から成るヘムタンパク質（ヘムは鉄を含むという意味）の一種で、光を照射したとき吸収スペクトルが四五〇ナノメートルに吸収極大を示す色素という意味でP-450と命名された。哺乳動物、魚類、酵母、細菌など広く分布している。

この代謝酵素の発見はがん研究に予想以上に大きな影響を与えることになった。それまで、ベンツピレンなど典型的な発がん物質に変異原性がないために、突然変異と発がん性の相関関係が疑問視されていた。それがP-450で代謝活性化されて変異原性を発揮することがわかり、両者が密接に関連することがわかったからである。

さらに、それまではたとえばベンツピレンはそのままの形で生体成分と反応すると考えていろいろの説が出されていた。著者もそれまでベンツピレンなど発がん物質がそのままの形でDNAやタンパク質と反応すると考えていたので、P-450の発見に大きな衝撃を受け、考え方を大きく変えたことを覚えている。もちろんこれは著者だけでなく、世界中のがん研究者についても同じであった。

こうして発がん化学物質の生体内での活性体を追跡して発がんメカニズムを明らかにすることが、がん研究の一つの大きな分野を形成するに至った。この結果、多くの発がん化学物質の代謝活性体が明らかとなり、さらにDNAとの結合体の研究など大きく展開された。

エームス法の出現

シトクロームP-450の発見によって、それ自身に変異原性がなくても、代謝活性体に変異原性のあることがわかって、発がんの突然変異説は大きく確かさを増した。これにさらに大きなインパクトを与えたのは、一九七〇年代になって米国のエームス博士が確立したエームステスト法の出現である。ラットの肝臓から分離したミクロソーム中のS9画分（この中に活性化酵素が含まれる）で化学物質を活性化してサルモネラ菌を用いて復帰突然変異を検出するこの方法の出現によって、変異原性テストが格段に容易になった。この方法を用いてエームスや杉村隆博士らのグループがそれぞれたくさんの化学物質の変異原性のテストを実施した。その結果、テストした発がん物質の約八〇パーセントが変異原性を示すという良好な並行関係が得られた。

この結果は、発がん突然変異説を強く支持するものとして広く認められるようになり、以後一九八〇年代を通じて発がんメカニズムの研究分野で一つのドグマの地位を確立した観があった。

がん遺伝子の発見と突然変異説

一九八〇年代に入って、がん研究の世界はがん遺伝子の発見によって革命的な進歩と変貌の時代に入った。同時にそれはがん突然変異説を強力に支持することになった。八一年に米国マサチューセッツ工科大のワインバーグのグループは、ヒトの膀胱がんのＤＮＡをＮＩＨ／３Ｔ３という系のマウスの培養細胞に移入して細胞をがん化させることに成功した。これはがん細胞の中にがんを起こす遺伝子、つまりがん遺伝子が存在することを強く示唆するものであり、同じような研究結果が米国のほかの二つのグループから相次いで報告された。こうしてがん遺伝子を巡ってがん研究の世界は一種の戦国時代に突入した。当時の研究者たちが、未知の世界を切り拓くという興奮に駆られて激しい競争をくり広げたドラマは、がん研究の歴史のなかの一大絵巻である。詳しくはワインバーグ自身の著書を含めて多くの人が語っているのでこれらを参照されたい（巻末参考図書)。ここでは突然変異説との関係に話を絞ることにする。

塩基一個の変異でがん化

ワインバーグらは、ヒト膀胱がんのDNAでがん化した培養細胞からたくさんの面倒な手順を経てがんを起こす遺伝子を取り出すことに成功した。驚くべきことに、この遺伝子はそれ以前に正常細胞から得られていたラス遺伝子という塩基数六六〇〇から成る遺伝子とDNA配列が非常によく似ていたのである。さらに調べた結果、正常細胞からのラス遺伝子の六六〇〇の塩基のうちの三五〇個の塩基から成るDNA断片だけを、膀胱がん由来のDNA断片で置き換えたところ、それが細胞をがん化させることがわかった。つまり、この断片の中に細胞をがん化する犯人が含まれていることがわかった。そこでこのDNA断片の全塩基配列を調べた結果、がん細胞からの遺伝子は正常のラス遺伝子と比べてただ一個のグアニン(G)塩基がチミン(T)に置き換わっているだけであった。これによってがん遺伝子ではG→T置換という一ヵ所の塩基が突然変異を起こしていることがわかった。これはがんを起こすがん遺伝子が突然変異によってできたことを直接証明した最初の例となっただけでなく、がんは突然変異で起きることを文句のない形で示すものであった。

しかも人びとが驚いたのは、DNA塩基配列のうち、ただ一個の塩基が変わっただけで正常細胞ががん細胞に変わるという事実であった。G→T置換によってアミノ酸はグリシンからバリンに変わるので、一個のアミノ酸の変化が正常細胞をがん細胞に変えるということになる。正常細胞ががん細胞に変わるという大きな変化が、ただ一個のアミノ酸の変化でどうして起きるのか大きな疑問であるが、グリシンからバリンに変わることによってタンパク質の高次構造が変化してその働きが大きく変わるという説明がなされた。

以上のように、ヒトのがんの中にがん遺伝子が存在することがわかり、それは塩基置換という一個の突然変異によってできたものであることがわかったことによって、がんの突然変異説は確固とした揺るぎないものになったと思われた。しかもワインバーグらに続いて世界中の研究者ががん遺伝子の発見にしのぎを削った結果、現在までに一〇〇を超えるがん遺伝子が発見された。これらのがん遺伝子が細胞の正常な働きのなかでどのような役割を果たしているかについてはまだ十分わかっていないが、これらが細胞の成長となんらかの形で関わることは間違いと思われる。そのため、がん遺伝子の特定部位に突然変異が起こり、細胞分裂を促す活性状態になって細胞がん化に導くというスキームが提唱された。こうしてがん遺伝子の発見によってがん突然変異説は一層確かなものになったと思われた。

年齢と発がんの密接な関係

がん遺伝子でみられた分子レベルの研究からの強力な支持を得た突然変異説は、実は年齢とがん発生の密接な関係についての統計的研究からその確かさは多くの人たちが以前から認めていた。高年齢になるほどがんになりやすいことは周知の事実であるが、疫学者ドルらによると、二五歳の人がそれ以後の五年間にがんになる割合は七〇〇分の一であるのに対して、六五歳の場合は一四分の一と五〇倍も高くなるという。年齢とがん死亡の関係はドルらにより詳しく検証され、図Ⅶ-3にみられるように、対数でプロットした年齢と死亡数は、たとえば米国の大腸がんについてみるときれいな直線になり、両者間に密接な関連があることが示された。さらにこの直線の傾斜から死亡率は年齢の五乗に比例することがわかった。これは年齢を重ねるに従って五回の不可逆的変化、すなわち突然変異が起きることを示すと解釈することができる。これもがん突然変異説の大きな支持とされてきた。図Ⅶ-3は大腸がんについてであるが、乳がんや前立腺がんなどホルモンが関与するがんを除く大部分のがんについて同じような直線関係が得られており、その場合の突然変異の回数は四回から七回の範囲にある。

がん抑制遺伝子の登場

がん遺伝子の発見に続いて一九八〇年代半ばになってがん抑制遺伝子が発見され、これががん

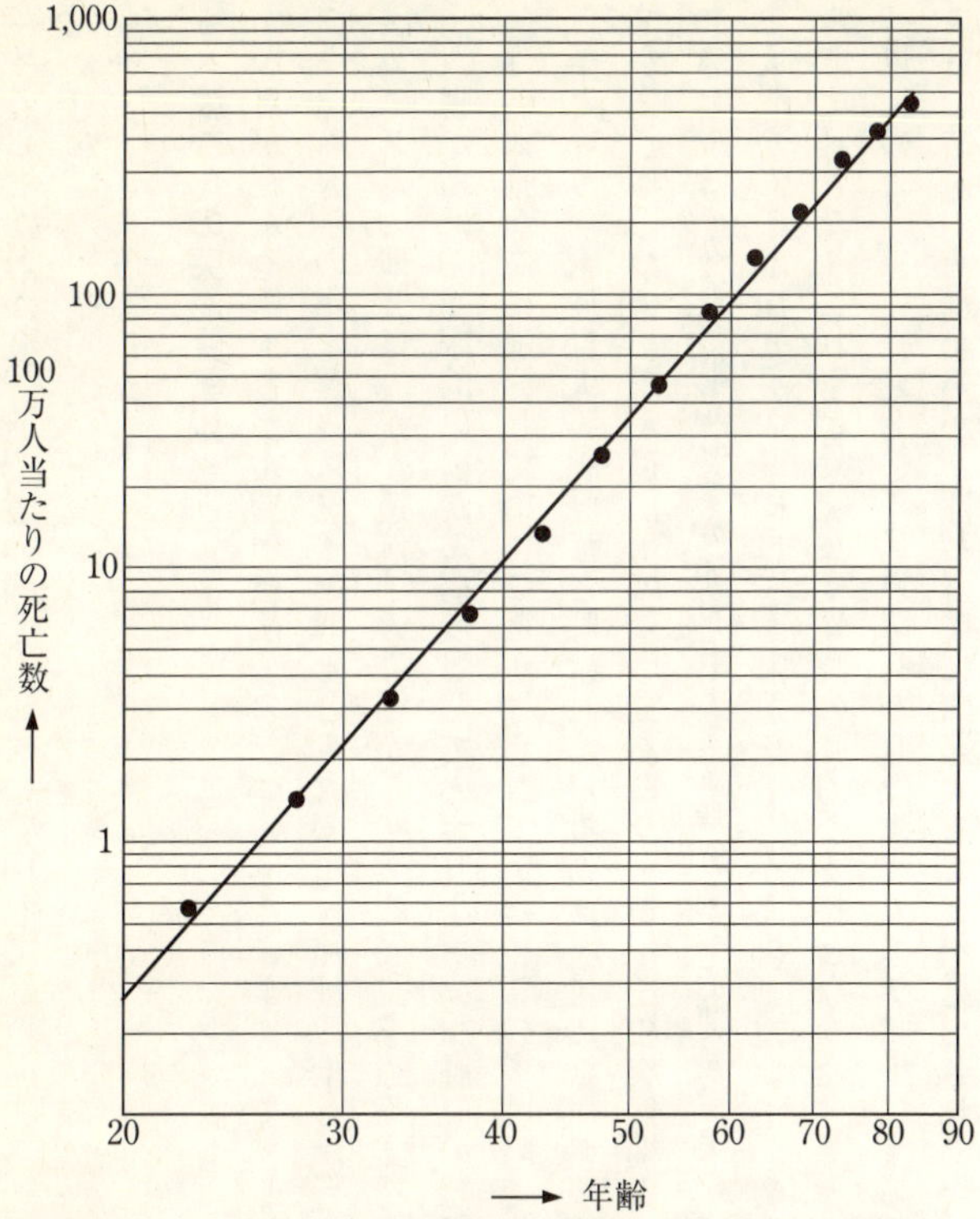

図Ⅶ－３　米国における年齢と大腸がん死亡数の関係（J. Cairns, 1975）

研究に新しい展開をもたらした。すなわち、この遺伝子は細胞が勝手に増殖するのを抑える働きをしており、この働きが突然変異によって失われたり、染色体切断などで消失すると、細胞が異常な増殖を始めてがんになることがわかってきた。こうしてがん発生にはがん遺伝子のほかにがん抑制遺伝子の両方の働きが関与することがわかり、研究者の関心がここに集中して、たちまち一五以上のがん抑制遺伝子が発見された。

大腸がんの突然変異説

がんががん遺伝子とがん抑制遺伝子の二つの働きによってできる例として、米国ジョンズ・ホプキンス大学のボーゲルスタイン博士と東大の中村祐輔博士らが行った大腸がんの多段階発がんメカニズムの研究は、がん遺伝子の立場から突然変異説を強く支持するものとなった。

大腸がんは、臨床的に前がん病変としてのポリープ（腺腫）の状態があって、それが段階的に悪性の大腸がんに進展していくことが知られていた。この多段階で起きるがんは最初にAPC遺伝子という、家族性大腸腺腫症と呼ばれる優性遺伝子性の病気の原因遺伝子が不活化してポリープが生じる。ついでがん遺伝子の一つであるラス遺伝子の突然変異で細胞増殖作用が活性化し、つぎにP-53がん抑制遺伝子が不活化して大腸がんへと進展する。このように、多段階的に起きる大腸がんの臨床知見の基礎に、がん遺伝子とがん抑制遺伝子の突然変異があることを分子レベルで実証した。これもがん突然変異説の強力な支持となった。

以上のように、一九七〇年代以降行われたエームステストによる膨大な化学物質の変異原性テストの結果、それが発がん性と密接に関連することが見出されてがんの突然変異説は一つのドグマのようになった。さらにがん遺伝子とがん抑制遺伝子が発見され、これらの遺伝子の突然変異が細胞がん化の原因であることを示す事実が見出されたことによって、がん突然変異説は確かな理論として確立されたかにみえた。

しかし、ここでもがんは一筋縄ではいかないことを人びとは思い知らされることになる。文句のない形で確立されたと思われたがん突然変異説であったが、つぎに述べるようにそれでは説明できない事実が次々に見出されてきたからである。

2　がん突然変異説への反論

変異原性と発がん性は並行しない

前にエームス法でたくさんの化学物質の変異原性を調べて発がん性と比較して両作用の並行関係がテストした物質の約八〇パーセントに及んだことを紹介した。

しかし、一九九〇年代に入って事情が大きく変わった。米国のクリフトンらによると、米国立毒性プログラムによるスクリーニングの結果は予想を超えて厳しいものだったのである。

すなわち、取り上げた二六二個の化合物のうち、一六二個（六二パーセント）が動物に対する発がん物質、一〇〇個（三八パーセント）が非発がん物質であった。発がん物質のうち九〇個

（五六パーセント）がエームステストで変異原性を示し、七二個（四四パーセント）は変異原性を示さなかった。一方、非発がん物質のうち二五個（二五パーセント）が変異原性を示し、七五個（七五パーセント）は活性がなかった。この結果からクリフトンらは、変異原性は発がん性の必要条件でもなければ十分条件でもないと述べている。

確かにこの結果は衝撃的である。発がん物質のうち約半分の五六パーセントしか変異原性を示さないとすれば、発がん性と変異原性の間には関連性はほとんどないということになるからである。一九七〇年代から八〇年代前半にかけてがん研究の世界を席巻する勢いだった発がん性—変異原性相関の研究が、このような結果になって厳しい批判に曝されることを誰が予想しただろうか。ここでもがん研究の難しさと厳しさをみる思いである。

DNAと結合しない発がん物質

発がん物質のなかにはDNAと結合しないものが少なからず存在する。突然変異説で主張するように、DNA一次構造の変化を伴う出来事である突然変異が発がんの第一段階であるとすれば、発がん物質はDNAに結合しなければならない。なぜなら「物、結合せざれば作用せず」といわれるように、結合しないものが塩基の並びを変化させるような働きをするはずはないからである。

ところが、発がん性がありながらＤＮＡに結合しないものが少なからず見つかっているのである。たとえば、最も有名なものとしてダイオキシンがあり、これは焼却炉から排出されることで大きな社会問題になったことは記憶に新しい。これはアフラトキシンと並んで最も強力な発がん物質といわれているが、ＤＮＡに結合せず、エームステストで変異原性も示さない。

また、中皮腫や肺がんをつくるアスベスト、肝がんをつくるクロロホルム、エチオニン、四塩化炭素、そして肉腫をつくるアクチノマイシンなどはＤＮＡに結合しない。また、ナイロン、ポリエチレンなどの合成ポリマーはラットの筋肉内に埋め込むと、そこに肉腫をつくるがＤＮＡとの結合は見出されていない。このほかにも発がん性を有するものでＤＮＡに結合しないものとして、ホルモン、バターイエロー、Ni^{2+}、砒素、アクリルアミド、ウレタンなどが知られている。

このほか、発がんにおけるＤＮＡの関与に疑いを抱かせるものとしてつぎのような事実がある。芳香族炭化水素系強発がん性物質として知られるジメチルベンツアントラセンは、スイスマウスの皮膚に塗付すると高率に皮膚がんをつくるが、無毛マウスにはがんをつくらない。ところが皮膚ＤＮＡへの結合量は両系統のマウスでほとんど変わらなかったという。同じことは動物実験だけでなく、培養細胞についてもみられ、発がん（トランスホーム）しやすい系統としにくい系統についてＤＮＡへのベンツピレンの結合量に差はなかったという。

高脂血症治療薬の発がん性

ＤＮＡに結合せず、変異原性がないにもかかわらず、強い発がん性を示す薬剤があり、それは高ステロール血症やアテローム硬化症の治療薬であるクロフィブレートである。

クロフィブレートは、ペロキシゾームという細胞内の膜小器官の生成を著しく増大させる作用があり、これががん化と深く関連していることは確かと考えられている。というのは、ペロキシゾームは過酸化水素の生成と分解に関与するカタラーゼなど酸化酵素を含有していて、ＤＮＡに強い障害作用のある過酸化水素、O_2^-、・OHなどの活性酸素の生成にも深く関わる器官だからである。

米国ノースウェスターン大学のレディらは、クロフィブレートを含む数種のペロキシゾーム増殖作用物質を餌に〇・一パーセントの割合で混ぜてラットに与え、約五〇〇日後に一四匹中すべてに肝がんの発生をみた。これは肝臓に対する強発がん物質として知られるアゾ色素にも匹敵するものであり、このような強い発がん物質がＤＮＡに結合しないことは、発がんにおけるＤＮＡの役割に強い疑問を投げかけるものである。

発がんと突然変異の代謝系路は異なる

ベンツピレンなど芳香族炭化水素系発がん物質は、マウスの皮膚に対して強い発がん性を示すが、肝臓にはがんをつくらない。ところがエームステストでは肝ミクロソームから得たS9画分で活性化されて突然変異を起こす。もし突然変異と発がんが同じメカニズムで起こるのであれば、当然肝臓にがんをつくるはずである。皮膚にがんをつくり、肝臓にがんをつくらないのは両者のメカニズムが異なることを示すものではないかという。

ラット肝S9もマウス肝S9も両者同じくアフラトキシンB_1を活性化して変異原性を示す。しかし、アフラトキシンB_1はラットには肝がんをつくるがマウスには活性がない。これも発がんと突然変異の代謝系路が異なることを示しているようにみえる。

このほか、米国のシーストはエームステストで変異原性のないもので発がん性を示すものとしてウレタン、アニリン、チオウレア、メチオニンなど一七個を挙げ、これらはすべて突然変異ではなく、DNAの組み換えと再結合を起こすことを酵母の実験で示し、これらの発がん物質は突然変異とは異なるメカニズムでがんをつくる可能性を示した。

がん遺伝子にも問題が

がん遺伝子やがん抑制遺伝子の突然変異ががんの原因であることを示す事実が多く見つかり、突然変異説は最も強力な支持を得たかにみえた。しかしここでもいろいろと問題のあることがわかってきた。その一つは、がん遺伝子の数が一〇〇を超え、がん抑制遺伝子も一五種以上というように、数があまりにも多いことである。そのため、これらの遺伝子の変異は発がんに関わっているというよりも、がん化に伴って生じ、がんを保持するためのものではないかという考えが出てきた。

がん遺伝子が突然変異を起こして細胞増殖を活性化し、あるいはがん抑制遺伝子の欠失によって増殖抑制が外れてがん化へのきっかけになるとされているが、すべてのがんで活性化されたがん遺伝子もなければ、すべてのがんで欠失したがん抑制遺伝子もない。実際、がん遺伝子の変異のまったく見つからないがんもたくさん知られている。また、がん組織のがん遺伝子は突然変異で細胞分裂を促す活性が高まっているはずなのに、正常細胞の中よりも活性が低いものがある。

一方、多くのがんでP-53抑制遺伝子が突然変異を起こしていて、これががん化の原因とされているが、この遺伝子の変異がみられないがんもたくさんある。また、P-53抑制遺伝子の変異は発がんの初期ではなく、発がん後の細胞増殖段階で起こるという考えもある。また、がん抑制遺伝子がなければ、細胞が増殖を続けてがん化するのではないかと考えられるが、P-53がなくてもマウスが正常に成長するのに影響はない例もある。

また前に述べたように、ワインバーグらはラス遺伝子のG→T置換、すなわちグリシン→バリンの変化ががん化の原因であるとしたが、大部分の偶発がんではラス遺伝子の突然変異は稀である。ワインバーグが膀胱がんで見出したG→T置換は、原発がんから細胞を一〇年間培養した株について見られたものである。

以上にみられるように、がん遺伝子やがん抑制遺伝子の突然変異ががんの原因であるとする説にも多くの問題があることがわかった。

3　エピジェネティックス

以上、発がんメカニズム研究の二つの流れのうち、突然変異説の歴史と現状について述べた。そして、一九七〇年代以降発がんメカニズムの世界で揺るぎない地位を確立しているようにみえたこの説にも多くの問題点があることについて紹介した。以下もう一つの流れであるエピジェネティックスを取り上げる。

エピジェネティックスについては図Ⅶ-2で詳しく説明したように、突然変異がDNAの一次構造の変化を伴うのに対して、一次構造に変化はなく、情報の発現の仕方が異なるものである。

突然変異がDNAの一次構造の変化という核内の出来事に限られるのに対して、エピジェネティックスは核外のいろいろの場が関わるため、内容も多様である。しかも突然変異が遺伝学や分子生物学の分野で華々しい主役の立場にあったのに対して、エピジェネティックスは地味で裏方的な立場にあった。

そのため、一九七〇年代から八〇年代にかけて突然変異説が発がんメカニズム研究のなかで一つのドグマの地位を確立していた当時、エピジェネティックス説への関心は決して高くなかった。しかし、その間も地道な研究はたくさん積み上げられてきており、一九九〇年代以降突然変異説の問題点が浮かび上がるにつれて、この分野への研究者の関心と評価も次第に高まってきた。そのなかで、米国ワシントン大学のプレーンは、一九九四年の「キャンサー・リサーチ」に「突然変異でがんができるのか、それともがんが突然変異を生じさせるのか」という題で論文を掲載した。そのなかでプレーンはたくさんの文献を引用しながら、がんは突然変異によるのではなくエピジェネティックスによると主張して、当時突然変異説が圧倒的な発がんメカニズム研究の分野に一石を投じた。

プレーンによると、がんの突然変異説はがん細胞に変異が多くみられることを一つの理由にしているが、これはがん細胞のゲノムが不安定なため、変異が起こりやすく、しかも生成した変異を修復するのが遅いからだと言う。

また、チョウやガとその幼虫は形態的にまったく別種の生物のようにみえるが、ゲノムにはなんの変化がないまま分化によってこのような大きな違いが生じたのであり、正常からがんへの変化もゲノムの変化なしに生じうるのであると主張した。エピジェネティックスは多種多様であるが、そのなかで主なものとしてここでは染色体異常、異数体、分化異常およびDNAメチル化異常を取り上げることにする。

染色体異常説

以下がんと染色体（クロモソーム）の関係を取り上げるが、その前に染色体について簡単に説明する。染色体はヒストンという核内のタンパク質のまわりをＤＮＡがらせん状に取り巻いた構造体であり、核の中に折りたたまれて存在する。細胞分裂のとき核も分裂して新しい二つの細胞に入るが、分裂前の休止核を包む核膜が消え、核から染色体が現れる。これが縦に二本に割れて一本ずつが二つの核に入る。ＤＮＡは通常はらせん構造をしているが、ここでは凝縮してＸ字状の構造体になる。適当な色素の染色で青色に染まることから染色体と呼ばれる。

染色体には性染色体と常染色体があり、前者は雌雄を決め、後者は生物情報を含むすべての遺伝子が含まれている。ヒトの場合、一つの細胞の核の中にそれぞれ父親と母親から常染色体二二本ずつ四四本と、性染色体一本ずつの二本を受け継ぎ計四六本が存在する（図Ⅶ-４）。性染色体にはＸとＹの二種類があり、女（♀）はＸ二本、男（♂）はＸとＹそれぞれ一本ずつをもっている。常染色体を区別するために一番から二二番までの番号が付けられており、たとえばがん抑制遺伝子Ｐ-53は第一七染色体短腕に存在するという言い方がされる。これは図Ⅶ-４をみれば一七番目の染色体の短いほうの腕ということが目でみてすぐわかる。

染色体異常とは図Ⅶ－4の正常な染色体構造から外れたものでいろいろのものがある。すなわち、染色体切断、切断された染色体の一部が同じ染色体上あるいは異なる染色体上に転位して挿入される転座、さらに欠失あるいは切断と再結合による組み換えなどがある。なんらかの理由でこのような染色体異常が起こり、これががんの原因になるというのが染色体異常説である。

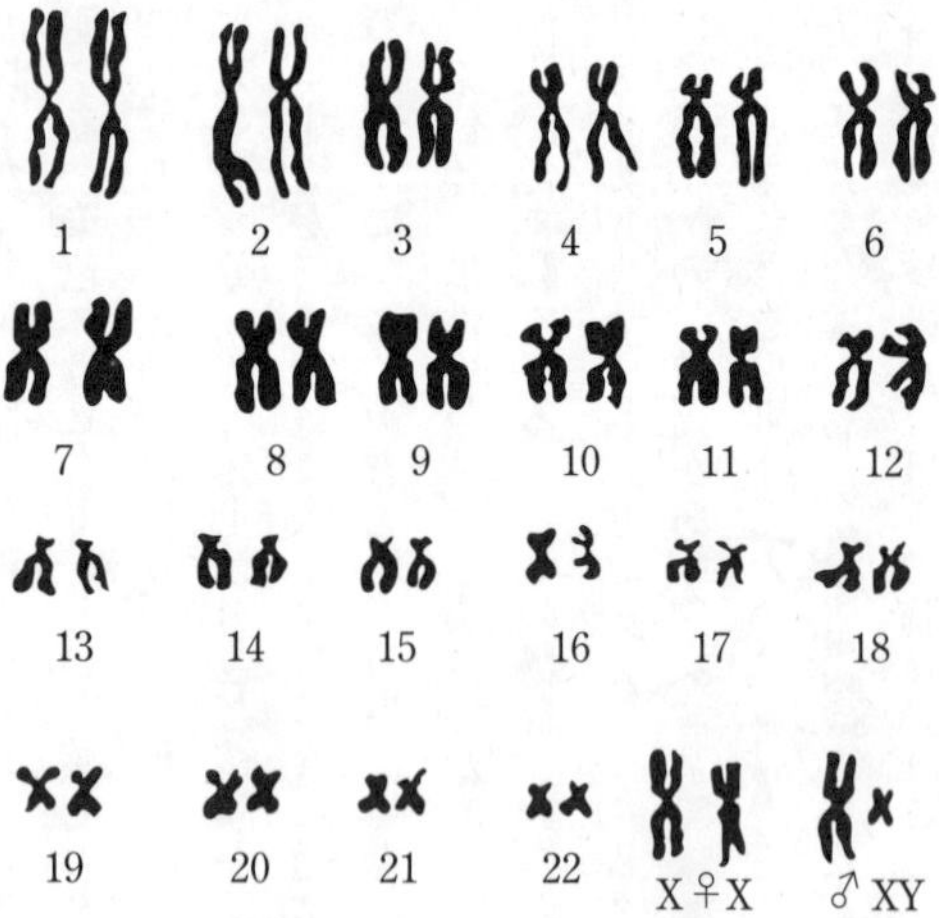

図Ⅶ－４　ヒトの染色体

　染色体異常が発がんに重要な役割を果たすという考えは古くからあったが、それはがんの原因ではなく、がん化の結果にすぎないという考えが長く支配的であった。その後、がん遺伝子の発見などでＤＮＡを分子レベルで追跡することができるようになり、ＤＮＡを本体とする染色体の役割が次第に明らかになった。

　染色体異常ががんの原因であることを示す最も顕著な例は血液のがんである白血病である。慢性骨髄性白血病の約九〇パーセントに染色体二二から染色体九への転座が認められ、これが発がんの原因と考えられている。

白血病は若年層にも多くみられるが、これは長い間にいくつもの突然変異が加算されてがん化に至るという突然変異説では説明が難しく染色体異常説のほうが説得力がある。ちなみによく知られているフィラデルフィア染色体はここでいう染色体二二である。

染色体異常による発がんのもう一つの例としてバーキットリンパ腫があり、この場合染色体転座によってC‐mycがん遺伝子が活性化されてがんになるといわれている。

しかも発がん現象のなかには、局所的な変化である点突然変異だけでは説明できず、DNAや染色体の広い範囲にわたる変化を考える必要のあることがわかってきた。そのため一九九〇年代後半から今世紀にかけて、突然変異説で説明できないことを染色体異常をあわせ考えることによって修正したり、補強したりする説が出てきた。しかし、これらは突然変異説と染色体異常説の混合説というべきものであり、ここでは取り上げない。

異数体説

染色体数がその生物の基本数の整数倍になっていないものを異数体といい、ヒトの正常細胞では二倍数の四六本であるが、これと異なる倍数体のものをいう。後で述べるようにがん細胞はほとんど異数体になっているが、そのほかダウン症（モンゴル症）では常染色体のうちの一つが二倍体でなく三倍体になっており、これが先天的に病気の原因となっている。異数体は細胞分裂における減数分裂のときに染色体の配分が不均等になり、染色体の消失、不分離、不対合が原因となって生じるもので、染色体異常の一つである。これはがん細胞に一般的なもので、ほぼすべてのがん細胞は異数体である。

米国カリフォルニア大学バークレー校のデュースバーグは、一九九〇年代以降がんは突然変異が原因ではなく、異数体が原因であるという説を主張している。染色体異常説を唱える研究者の多くが、突然変異と染色体異常の両者がともに発がんに関わると考えているのに対して、デュースバーグは突然変異は発がんに関与せず、異数体だけでがんになると強く主張する点で他の研究者と異なる。もちろん、この主張は自分たちの研究だけでなく、その他のたくさんの研究も考慮した上でのことである。

前に述べたように、染色体異常説が長く認められなかった最大の理由は、これはがんの原因ではなくがん化の結果生じたものであるというものであった。デュースバーグはこの問題を解決するために、チャイニーズハムスター胚細胞の培養株に発がん物質ジメチルベンツアントラセンを与えて細胞をがん化させる実験を行った。この場合がん化は約二ヵ月後に起こったが、がん化の起こる前、すなわち発がん物質を投与して二三日後に細胞を調べ、三七パーセントが異数体になっていることを認めた。こうして異数体はがん化の前に起きていることを確かめ、異数体はがん化の原因ではなく結果にすぎないという従来の説を否定した。しかもがん化した細胞がすべて異数体になっていることも確かめた。さらにジメチルベンツアントラセンはチャイニーズハムスター細胞に突然変異を起こさないことから、突然変異が発がんの原因であるという考えも成立しない。この実験は培養細胞を用いたものであるが、動物を用いた発がん実験でもがん発生以前に細胞が異数体になっていることを確かめた実験がいくつかなされており、いま異数体説は大きな注目を集めている。

デュースバーグは、このように異数体説が実験的によく発がんを説明できる一方で、突然変異説には多くの問題点があることを指摘している。すなわち、がん組織のほとんどは異数体であり、さらにヘテロジェナスである事実を突然変異説は説明できず、これは致命的である。というのは、突然変異説によると一個の細胞が突然変異でがん化し、それが分裂をくり返していわゆるがんになると考えており、したがってがん組織の細胞はすべて最初にがん化した細胞と等質（ホモジェナス）なものということになる。ところが実際のがん組織の細胞は悪性度の高いものや低いものとか薬剤耐性のものやそうでないものなどの集まりでかなり不均質（ヘテロジェナス）であり、突然変異説ではこのことが説明できないというのである。

また、発がん物質投与から発がんに至るまでになぜ長い潜伏期間を要するのか、その理由、さらにＤＮＡに結合せず突然変異も起こさない物質で発がん性を示すものが多数存在する事実を説明できない。このようなことから、がんは突然変異で起きるという考えを厳しく批判した。前に述べたように、プレーンも同じような考えを強く主張し、そのため発がんメカニズムの分野で一つのドグマとして認められてきた突然変異説は一九九〇年代以降その立場が大きく揺らぎはじめた状況にある。本書のはじめに著者が発がんメカニズム研究の現状を混沌と呼んだのはこのことを指している。

分化異常説

分化については本節のはじめにエピジェネティックスの説明をしたときにやや詳しく述べたが、分化異常と発がんの関係をよりはっきり理解できるように再度説明しておきたい。

分化とは一個の受精卵が細胞分裂をくり返しながら一つの個体をつくりあげていく過程である。最初の受精卵が分化して胃、肺、肝臓などいろいろの臓器がつくられ、それぞれ異なった機能を営む細胞群がつくられていく。このように、分化はDNAのもつ遺伝情報、つまり一次構造は変わらないにもかかわらず、多種多様な構造、機能をもつ臓器や組織に分化するものであり、突然変異とは無関係なエピジェネティックスの一つである。それはDNAに含まれる遺伝情報が一定のプログラムに従って方向性をもって発現されることによる。このように、分化は定められたプログラムに従って起きるものであり、無方向でランダムな突然変異とは本質的に異なるものである。このように整然とした秩序のもとに順序正しく情報が発現していく過程で、なんらかの原因で異常が起きて横道にそれたり（脱分化）、逆の方向に戻る（逆分化）ことがある。これらを分化異常といい、このような分化異常ががん原因になるというのが分化異常説である。

分化異常説は突然変異説よりも古く、一八九〇年にドイツのフォン・ハンスマンがアナプラジアの概念を提示したのが最初といわれる。アナプラジアは、ある分化した細胞が特徴的な構造を失ってもとの原始的な型に戻ること、すなわち脱分化または逆分化することである。突然変異はDNAの一次構造の変化であるからもとに戻ることはないとされているのに対して、逆分化や脱分化などの分化異常はもとに戻ることもあると考えられている。

カエルの実験

その例としてよく引用されるのは、一九六〇年代に行われたカエルの腎がんについての研究である。ウイルスでカエルにできた悪性度の高い腎がんの核を、脱核したカエルの正常細胞に入れた。するとがん細胞の核が導入されたこの細胞は正常に分裂して正常な機能を備えたオタマジャクシにまで成長した。このことは、がん細胞の中でがん状態にプログラムされていた遺伝情報が、正常細胞の細胞質との相互作用によって正常な情報発現をするようなプログラムに変わったことを示している。このようなプログラムの変更は、もしDNAの一次構造に変化があるとすればとうてい可能とは考えられない。したがって、この実験はがん細胞が突然変異によるものでないことを示す強い証拠とされた。

奇形がん

一九七〇年代に入ってミンツらは、カエルでなされたのと同じような実験を哺乳動物について行った。すなわち、マウスにできた悪性度の高い奇形がんの細胞を胚盤胞（初期発生で卵割期の終わった胚）に入れ、これを正常マウスの子宮に移入した。すると、生まれた子供はすべて正常であった。これも奇形がんの細胞のDNAの一次構造に変化がなかったために、正常なマウスの中で成長するに際して、正常な情報が発現するようにプログラムが変更されたと考えることができる。

このほかにも奇形がんが正常に戻る例が多く知られてきて、精巣にできるこの種のがんは突然変異ではなく、分化異常によるものと多くの人が認めるようになった。ただ、このような考えが出された一九八〇年代は突然変異説が圧倒的に強かったこともあって、奇形がんは特別な例外ではないかという考えもあった。また、ある人たちは奇形がんは本当のがんではないのではないかと主張した。しかし、奇形がんは悪性増殖や転移など、がんとしての特性を備えた点で間違いなく本当のがんであるとされた。

DNAメチル化異常説

DNAメチル化というのは、DNA塩基の一つであるシトシン（C）にメチル基が付加することである。これは塩基の一つにメチル基が加わるだけであって一次構造にはなんら変化がないので突然変異とは本質的に異なる。また、突然変異は塩基の並びを変化させることによる複製エラーで生成タンパク質を変えるが、DNAメチル化はそのような複製エラーではなく、DNAからの情報発現を正常から外れたものに変える。その結果、突然変異と同じように細胞のがん化が起きる。一旦メチル化が起こるとそれはDNA複製を通じて保持され、代々細胞から細胞へ受け継がれていくので、一旦がん化した細胞は容易にもとに戻ることはない。

DNAメチル化で生成した5-メチルシトシンはすでに一九四八年に発見されており、エピジェネティックスという言葉も五三年以来使われていた。しかし、DNAメチル化が発がんメカニズム研究のなかでエピジェネティックスの一つとして登場したのは、一九七九年に英国のホリデイがDNAメチル化とがん化の関連を取り上げたのが最初といわれ、その歴史はわずか四半世紀にすぎない。それがいまやDNAメチル化はエピジェネティックスの代名詞のように使われており、突然変異と並んでいまでは発がんメカニズム研究の大きな流れの一つを形成している。

ただ、二〇世紀初頭以来の長い研究の歴史のなかで徹底的な検討がなされてきた突然変異説と異なり、研究はいま始まったばかりという感じで、現在次々と新しい事実が見出され、解釈も変わっていく状況にある。したがって、ここではDNAメチル化の是非を論ずるのではなく、現在得られている事実の紹介を中心に述べていくことにする。

がんとメチル化異常の関係

がんとDNAメチル化の関係で最も顕著な事実は、がんは全体的にDNAメチル化過少（ハイポメチル化）なのに対して、プロモーター領域（DNA分子上のRNAポリメラーゼ結合部位でそこから転写が開始される）と呼ばれる部分はメチル化過剰（ハイパーメチル化）が起きているということである。なぜがん組織の中でこのようなハイポメチル化とハイパーメチル化という逆方向の現象が共存して起きているのか大きな謎であり、これを解明しようとして研究者は懸命の努力を続けている。DNAメチル化の権威である米国のベイリンは、これが大きな難問であることを認めた上で、がん全体のハイポメチル化は染色体異常と関連し、特定領域のハイパーメチル化はDNAの情報発現に関与しているのではないかと推論している。

メチオニンやコリンのようなメチル供与体が存在しない、いわゆるメチル欠乏食を長期間マウスに与えると脂肪肝を起こし、ついには肝がんになる。このメカニズムはまだ明らかではないが、メチル欠乏食でハイポメチル化が起きることから、これがDNAメチル化の調節のバランスを崩してがん化に至ると考えることができる。いずれにせよ、これはＤＮＡメチル化とがんとの密接な関連を示すものといえる。

ＤＮＡメチル化とがん関連遺伝子

ＤＮＡメチル化と発がんの関連を論ずるとき、CpGとかCpGアイランドという言葉が頻繁に出てくるのでこれらについて簡単に説明する。CpGはＤＮＡ上のシトシン（Ｃ）とグアニン（Ｇ）が並んでいることを示し、ＰはＣとＧの間にある主鎖のリン酸である。哺乳動物のＤＮＡメチル化はもっぱらCpGに起こり、この配列が密に存在する領域をCpGアイランドと呼ぶ。プロモーター領域のCpGアイランドのメチル化がとくに発がんと密接に関係するといわれる。

ＤＮＡメチル化とがん関連遺伝子は密接に関連していることがわかった。たとえばヒト大腸がん、小細胞肺がんのがん遺伝子（C-Kiラス、C-Haラス）は正常細胞に比べてハイポメチル化している。一方、CpGアイランドのメチル化はがん抑制遺伝子を不活化させる。このほか、メチル欠乏食を与えると、ネズミのがん組織のラスがん遺伝子をハイポ化するなどの事実が知られている。このように、ＤＮＡメチル化とがん遺伝子やがん抑制遺伝子とは密接に関連している。とくにがん抑制遺伝子の不活化は突然変異だけでなくＤＮＡメチル化でも起きることがわかり、ＤＮＡメチル化異常を探すことによって不活化されたがん抑制遺伝子が発見される可能性がある。

実際、不活化された遺伝子として、肝がんにおけるＳＯＣＳ１、大腸がんにおけるＳＦＲＰ１、胃がんにおけるＬＯＸなどのがん抑制遺伝子などがある。

さらにある種のがん、たとえば小児にみられる神経芽細胞腫にはＤＮＡメチル化異常が多いものと少ないものがあるが、メチル化異常が多いほど悪性で生存率も低いことがわかった。これによりメチル化を調べることによって早い段階で適切な治療方法を考えることが可能になったという。さらに注目されるのは、ヘリコバクター・ピロリ感染によってＤＮＡメチル化異常が誘発されることがわかった。そしてピロリ菌を除菌すればメチル化も下がるという。ピロリ菌は胃がんの一つの原因とされているので、胃粘膜を調べてメチル化が進んでいる場合、ピロリ菌の除菌をすることによって胃がんのリスクを避けるということも考えられる。このようにＤＮＡメチル化は実際の治療とも関連して注目されている。ただ、発がんメカニズムにおけるＤＮＡメチル化の意味を明らかにするためには、今後多くの事実を積み重ねていく必要がある。

以上、発がんメカニズム研究の二つの流れである突然変異説とエピジェネティックス説について述べたが、こうしてみてくるとはじめに述べたように、発がんメカニズム研究の現状は山頂付近が厚い雲に覆われた混沌の状況にあることを改めて認めないわけにいかない。厚い雲が晴れて山容がくっきりとその姿を現すのがはたしていつになるのか、現時点では見当がつかないというのが著者の本当の感想である。

4　突然変異またはエピジェネティックスの誘発要因は何か

本書をここまで読み進んだ読者は、発がんメカニズムに関する最も有力な説として突然変異説があるが、これに反する実験事実も数多く見出されていること、さらに突然変異説とはまったく異なる考えに基づくエピジェネティックス説が提起され、それには染色体異常、異数体、分化異常、DNAメチル化異常などがあることを理解されたと思う。

これらの説はいずれも確かな実験的根拠に基づいて提起されたものであり、これで発がんという現象が説明できれば問題はないように思われる。しかし読者はまだ何か漠然とした物足りなさを感じているのではあるまいか。というのは、突然変異やエピジェネティックスで発がんが説明できるといっても、これらを引き起こすものは一体何かという疑問が残るだろうからである。そのことについてはとくにエピジェネティックスについて不明の点が多いが、以下わかっていることを中心に述べてみたいと思う。

突然変異の誘発要因

突然変異を引き起こすものについては、これまでに述べたようにベンツピレンなどの化学物質、放射線や日光などの物理的因子というように多種多様の変異原物質があり、発がんとの関連についてもかなりよくわかっている。

しかし、突然変異はこれらの変異原物質がなくても自然界では四六時中起きており、それがバクテリアから高等動物に至る生物進化の原動力になったことについては周知のことである。

実際、私たちの体内では六〇兆個の細胞が分裂をくり返す過程で、DNAの誤複製によって正常なA‐T、G‐C対に狂いが生じて突然変異を起こしており、それはおびただしい数に及ぶと考えられている。ただ、それらの多くは修復酵素によって正常に戻るが、修復しきれなかった誤複製のうち発がんに関わる突然変異ががんの原因になる。これは自然突然変異と呼んで発がん物質など外的因子による誘起突然変異と区別する。

突然変異説ではこれら二種のタイプの突然変異が発がんの引き金になると考えられているが、がん発生に対するそれぞれの寄与はどの程度だろうか。これを正確に決めるのは難しいが、がん抑制遺伝子の発見を先導した米国のクヌズスンは、自然または誘起突然変異の寄与をそれぞれ二〇パーセントと八〇パーセントと見積もっている。これは確かな実験的根拠に基づくものではなく推測によるものであるが、多くの見方もこれと大きく違わないのではないかと思う。

クヌズスンは発がんは自然突然変異が起きた上に誘起突然変異が加算されて起きると考えている。もちろん、これだけではなく自然または誘起突然変異がそれぞれ単独で発がんに導くことも当然ありうるだろう。たとえば発がん物質に濃厚曝露する職業がんの場合はほとんど誘起突然変異で発がんに至ると考えられるし、通常の生活を営む一般の人たちのがんは両者がそれぞれ寄与していると考えられるのではあるまいか。

突然変異についてはこのように自然および誘起突然変異の二つがあり、これらが発がんの原因になることが確かであるが、エピジェネティックスについてはこれを引き起こす原因について、以下に示すように不明の点が多い。

染色体異常および異数体の誘発要因

染色体異常との関係がはっきりしているものとして、慢性骨髄性白血病とバーキットリンパ腫があることについては前に述べた。これらは染色体転座によることがわかっているが、転座を起こす原因についてはよくわかっていない。

異数体の誘発については異数体説の提唱者であるデュースバーグがつぎのようなスキームを提出している。すなわちベンツピレンなど化学発がん物質は核酸よりもタンパク質とよく結合するので、これらが細胞分裂に際して紡錘体（核分裂中の染色体の配列に関わる構造体）タンパク質に結合する。その結果、バランスに敏感な紡錘体や染色体タンパク質が不安定化し、中心体（核分裂中の紡錘体の形成に関与する）の構成と数を変化させ、その結果がん性の核型である異数体が生じるというものである。

細胞分裂時に発がん物質が核酸よりもタンパク質に多く結合してがん化に導くという考えは、DNAと結合せず変異原性もないにもかかわらず強い発がん性を示すアスベストが、動物細胞の染色体異常を引き起こすという実験結果とあわせ考えると興味深い。

異数体生成の内的誘発因子についてデュースバーグはとくに言及していないが、彼らが行ったジメチルベンツアントラセンによるチャイニーズハムスター細胞のがん化実験で三七パーセントが異数体になっているのに対して（先述）、対照でも一七パーセントの異数体生成がみられた。外的因子の添加なしに生じたこの異数体がどのようにして生じたかはよくわからないが、加齢による細胞分裂装置のタンパク質の老化による不具合が一つの原因として考えられるのではないだろうか。

分化異常の誘発要因

一個の受精卵が細胞分裂をくり返して個体を形成していくいわゆる分化は、生物学の最も基本的過程であり、その詳細はまだわからないことが多い。したがって正常の分化から外れた脱分化でがんができるといっても、それを引き起こす要因が何かについてはさらにわからないというのが本当である。

分化と発がんの関係を知る手がかりを得るために現在よく行われている実験は、がん化した細胞に外的因子を作用させて脱分化状態から正常への分化を促して脱がんに導くという方法である。たとえば、ビタミンAの類似体であるレチン酸はこのような脱がん誘導作用をもっており、ヒト神経芽細胞の培養細胞に作用させるとがんから正常への分化を促すことが知られている。このほか、ジメチルスルホキシド、酪酸、酢酸、プリン関連物質などがヒト白血病細胞の分化を促してがんから正常への表現形質変換を起こすことがわかっている。

このように培養がん細胞が外的因子の作用で正常に戻る分化だけでなく、ごく稀ではあるがヒトのがんが正常に戻って治癒するケースも知られている。これが内的、外的いずれの要因によるかはわからないが、がん治療と関連してこの事実は大きく注目をひいている。

このようにがんから正常への分化が起きることは実験的、臨床的に明らかであるが、その逆過程である正常細胞が脱分化でがん細胞になるメカニズムについてはよくわかっていない。そこでなんらかの外的因子が働くのか、あるいはそれなしになんらかの内的因子によって確率的、ランダムに起きているのかよくわからない。それらのことについては今後の研究に待たねばならない。

DNAメチル化異常の誘発要因

DNAメチル化異常を引き起こす原因についてはわからないことが多いが、外的因子としてベンツピレンなどの発がん物質や酸素ラジカル（活性酸素）などが突然変異を引き起こすと同時にDNAメチル化を誘発し、両作用が協同的に働いて発がんに至るという考えがあり、実際この考えを支持する実験事実も知られている。このほか、ピロリ菌感染がDNAメチル化を誘発することが見出されている。ピロリ菌感染は慢性炎症を引き起こすことから、これは慢性炎症によるがん化のメカニズムの一つとしてDNAメチル化異常が考えられることを示している。

内的誘因については加齢が強く関与することが知られており、若年者の正常な大腸はわずかしかメチル化していないのに対して、年齢とともに増加し、がんではメチル化が最大になることがわかっている。また、潰瘍性大腸炎による慢性炎症がDNAメチル化を促進することが知られている。

突然変異もエピジェネティックスも

発がんメカニズムに関する理論として突然変異説とエピジェネティックス説について述べてきたが、発がん現象を説明できるのははたしてどちらの説なのだろうか。このことについては、あれかこれかの二者択一ではなく、あれもこれもというのが正しいのではないかと考える。前に述べたように、光は波動か粒子かという論争が量子力学によってそれは波動でもあり、粒子でもあるという解釈で決着がついたのに類似して、発がんも突然変異とエピジェネティックスのいずれもそれに関与するというのが正しいのではあるまいか。

そうだとすれば、個々のがんはどのメカニズムを通じて起きているのだろうか。ごく常識的に考えれば、変異原性の高い物質による発がんは突然変異を通じて起こり、DNAと結合せず変異原性もない物質による発がんはエピジェネティックスによると考えてよいのではあるまいか。もちろん、発がん物質など外的因子による発がんのほかに内的因子による発がんもあり、この場合にも当然両方のメカニズムが考えられる。自然突然変異による発がんは突然変異メカニズムによることは言うまでもないが、奇形がんや神経芽細胞腫などはむしろ内的因子による脱分化による、いわゆるエピジェネティックスメカニズムによるというのが考えやすいように思う。

以上のように、発がんはそれぞれのメカニズム単独で起きるほかに、両方が協同的に関与することも考えられる。実際、がん遺伝子やがん抑制遺伝子の突然変異とDNAメチル化がともに生起して両者が協同した形で発がんに至ることを示す実験事実も知られている。

それでは個々のがんについてどのメカニズムを通じて発生したかを知ることができるだろうか。コールタールによる皮膚がん、アスベストによる肺がんや中皮腫、さらにヘビースモーカーの肺がんなど原因がはっきりしているものについては、その原因物質の作用メカニズムを追究することができる。しかし大部分のヒトのがんは何が原因かよくわからないし、ごく普通の生活をしているヒトにある日突然がんが発見されるというのがほとんどである。がんにかかるのは交通事故に遭うようなものだとよく言われるのはこのことによる。

もちろん、この場合も外的、内的を問わずなんらかの原因が存在し、突然変異またはエピジェネティックスのいずれかのメカニズムでがんが発生していることは間違いないのである。将来、個々のケースについてそのことが明らかになるだろうし、その日が一日も早いことを強く期待したい。

Ⅷ章　その他の説

前章で発がんメカニズムの研究についての歴史と現状について主要な説について述べたが、もちろんこれらのほかにもいくつかの説が提起されている。これらのうち、ここでは放射線発がんの場はDNAではないとする説と、著者らのフリーラジカル発がん説およびがん幹細胞説について述べることにする。

1　放射線による発がんの場はDNAではない

主流より非主流を

以前、日本に滞在した経験のあるフランスの若い生物学者に日本人研究者についての印象を聞いたとき、日本の研究者は孤独になるのを恐れてみんなと同じところで仕事をするが、フランスでは逆で、みんなと同じことをするのを極端に嫌うという答えが返ってきた。日本学術振興会の機関誌「学術月報」から「若手研究者への手紙」という題の寄稿を求められたとき、「主流よりも非主流を」としてこの話を紹介した（一九九五年）。このことはとくに若い研究者に知ってもらいたかったからである。

主流のなかでは方法論が確立していて、そこで研究する限り大きな誤りを犯すことなく一定の成果が得られる点で安心して研究できるし、研究費やポストも得やすい。しかし、そこにはもはやブレークスルーをもたらす大きな発見は残されていない。学問の歴史は非主流が主流にとって代わるドラマの連続であり、このような交代劇に満ちた伝統のなかで育った欧米の研究者たちが進んで非主流を選ぶのはむしろ当然なのである。

これに対して、日本では間違うことを極端に嫌う雰囲気があって、まだ確立されていないし、評価もされない非主流の立場で研究するのを恐れる。がん研究の世界も例外ではなく、世界的な大きな研究の流れのなかで互いに成果を競うというのが大勢である。そのため、著者が世界で誰もやっていない発がん物質からのフリーラジカル生成の研究を進めていた頃、日本の研究者からなぜそんな研究をするのかといった質問をよく受けた。これに対して海外の研究者からは、誰もやっていないから面白いと言われ、シンポジウムにもたびたび呼んでくれ、海外と日本の研究風土の大きな違いを実感したものである。

このような経験もあって、二〇〇六年の日本癌学会の発表プログラムの中に「放射線による細胞がん化の主たる標的はＤＮＡではない」という演題をみたときは大きな衝撃を受けた。いま世界的に発がん研究の分野ではＤＮＡが主役というのが一つのドグマとして確立されており、これを真っ向から否定するような論文は滅多にみることができないのが実際である。いわんや日本のなかで発がんにおけるＤＮＡの主役を否定する研究が行われていることなど、この国の研究風土からとうてい考えられなかったからである。しかし、このような非主流の研究がわが国で行われていることを知って、何か明るい希望すら抱かせられた思いであった。これは本書で取り上げて広く人びとに知ってもらう必要があると考えた。

実験に裏付けられた説

この研究は京大原子炉実験所の渡邉正己博士らのグループによるものである。発がん研究の世界では、時に突飛な説が出されて世間を驚かせることがあるが、これらは確かな実験結果に基づくものでない単なる思いつきのもので、しばらくすると消えていくのが常である。この種の説と違って渡邉博士らの説は当人が長崎大学時代以来三〇年以上にわたって丹念に積み上げてきた実験結果を基礎に提起されたものであり、一朝一夕に成ったものではない。

このような研究が発がんの分野で行われていたことを迂闊にも著者は知らず、今回初めて知ることになった。それは、著者が国立がんセンター研究所で発がんメカニズムの研究を進めていた当時、研究所でこの研究が一切話題に上らなかったことも一つの理由である。これは発がんの場はＤＮＡであるという主流の考えが圧倒的な雰囲気のなかでＤＮＡを否定する非主流の研究が話題に上ることがなかったからである。あるいは放射線発がんの分野ではすでに認められた説だったのかもしれない。しかし、世界的に発がん研究は化学物質を中心に行われていたため発がんメカニズム研究の世界で大きく取り上げられることはなかったのである。

また、人びとの関心が日常生活で常時接触する化学物質の発がん性にあって、放射線発がんは別と考える傾向があり、これも渡邉説への関心が高まらなかった理由かもしれない。しかし、放射線による発がんメカニズムが化学物質のそれと異なるという保証はなく、基本的には同一である可能性は否定できないのである。その意味で、放射線発がんの研究から導かれた、発がんの主役はＤＮＡではないという現在非主流の説が、ＤＮＡを主役とする主流の説に将来とって代わることは十分ありうるのである。

細胞がん化の主たる標的はＤＮＡではない

(a)第一標的ははたしてＤＮＡか

放射線による細胞がん化の主たる標的はＤＮＡではないという渡邉グループの主張は決して唐突に出てきたものではなく、三〇年来の実験の積み重ねの上に出てきたものである。というのは、渡邉博士は放射線生物学の分野で研究を進めていた一九八〇年代の初めにある雑誌に「細胞がん化のメカニズム――その渾沌とした現状」という総説を書いているのである。ということは当時発がんメカニズムの世界で一つのドグマとなっていたがん化の主な標的はＤＮＡであるという考え方に疑問を感じていたということであり、その線上に今回の主張がなされたと推察されるのである。

細胞がん化の主たる標的がＤＮＡであるとする考え方に対する疑問として渡邉博士らはつぎの理由を挙げている。

㈠従来、放射線による細胞がん化のメカニズムとして、照射によって生体内の水から短寿命で活性の高い・OH や・H ラジカルが生成し、これらがＤＮＡを攻撃して突然変異を起こして細胞をがん化させるというスキームが確立して主流となってきた。ところがこれらのラジカルは非常に短寿命であり、ＤＮＡを攻撃するためにはＤＮＡのごく近傍に水が存在することが必要である。しかし最近の研究によるとＤＮＡの近傍には水が少なく疎水的とされており、・OH などがＤＮＡを攻撃して損傷を与えるという説には問題がある。

(二)がんは細胞内のＤＮＡに複数個の突然変異が積み重なった結果起きるという突然変異多段階説が主流になっているが、放射線による突然変異率はマウスを用いた膨大な実験から10^{-5}程度とされている。いま五回の突然変異でがんができるとした場合、発がんの頻度は五回の突然変異率を掛け合わせた10^{-25}（$10^{-5}\times10^{-5}\times\cdots$）と非常な低率となり、たとえばヒトでいえば体を構

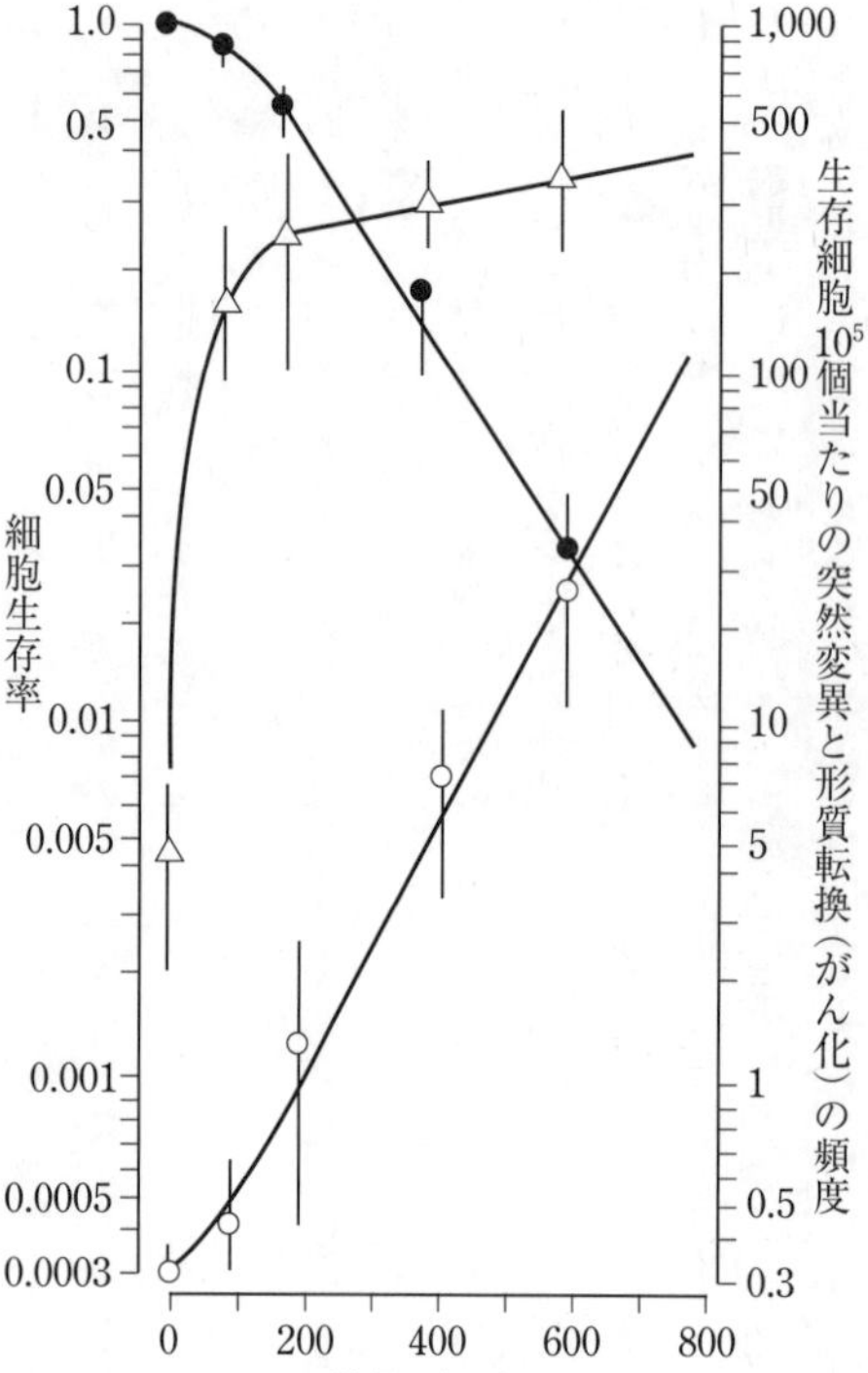

図Ⅷ－１　X線照射されたゴールデンハムスター細胞における細胞生存率（●）、HGPRT遺伝子座における突然変異（○）と、細胞がん化（形質転換）頻度（△）の関係（M.Watanabe他、*Carcinogenesis*, 5, 1293, 1984）

成する六〇兆個（6×10^{13}）の細胞が一生に分裂をくり返す過程で頻繁に複製エラーが起きたとしても多段階突然変異説で発がんを説明するのは難かしい。

㈢渡邉らは、ゴールデンハムスター細胞を二群に分け、これにX線照射して一方で細胞がん化を、他方で突然変異を起こさせ両者の発生頻度を比較した。その結果、細胞がん化と突然変異誘起のパターンはまったく異なることがわかった。すなわち、突然変異は比較的低線量領域ではほとんど増加がみられず、ある線量以上になると線量に比例して指数関数的に増加するのに対して、細胞がん化は突然変異がほとんど起こらない低線量領域でも起こる。しかもその頻度は突然変異の数百倍と非常に高いこともわかった（図Ⅷ-1）。

このように発生頻度が大きく異なる突然変異と細胞がん化が同一のメカニズムで起きると考えるのは難かしい。これと同じような実験は一九七〇年代に細胞培養による発がん実験法が確立してのち、たくさんの研究者によって行われ、発がんの突然変異説に対する大きな疑問とされてきた。しかし、これは発がんメカニズムの基盤を揺るがすような重大な矛盾であり、問題があまりにも大きいためにこれを真正面から取り上げて深く追究する研究はなかった。渡邉らは突然変異説を再検討するなかでこの問題を正面から取り上げている。

(b)長寿命ラジカルの発見とその役割

渡邉らはX線照射された細胞内に生じたフリーラジカルを直接観察する技術を開発し、細胞内に常温で半減期がおよそ二〇時間と長く活性の低い長寿命ラジカルが生成することを発見した（一九九四年）。これはアミノ酸の一つであるシステインの硫黄原子位置に生じたフリーラジカルと考えられており、活性が低いためにＤＮＡへの傷害を通じて突然変異を起こすことは考えられない。ところがこのラジカルが別の経路を通じて突然変異や細胞がん化に関わっていることがわかった。それはこのラジカルをビタミンＣで不活化するとそれまで起きていた突然変異と細胞がん化の頻度が低下するからである。

以上のことから長寿命ラジカルはＤＮＡを直接攻撃しない別の経路で突然変異や細胞がん化に関わることがわかったが、それは一体どのようなものだろうか。これについて渡邉らはＤＮＡ複製装置を形成するタンパク質が標的となり、これに傷害を与えることによって複製エラーを起こさせて突然変異を誘起すると考えている。こうして細胞がん化はＤＮＡ傷害→突然変異→発がんという現在の主流とされるスキームのほかに、ＤＮＡ複製タンパク質傷害→ＤＮＡ複製エラー→突然変異→発がんというスキームがあることを提唱した。

これは現在の主流の考えが細胞がん化の第一標的をＤＮＡとするのに対して、ＤＮＡ複製装置タンパク質を第一標的とする点で革新的ということができる。ただ、細胞がん化の主要な原因がＤＮＡ傷害に基づく突然変異であるとする点では現在の主流をなす考え方と変わらない。

ＤＮＡの突然変異を経ない細胞がん化

Ⅶ章で発がんメカニズムに関する理論の現状について述べたなかで、染色体の異数化による異数体が細胞がん化の原因になるとする米国のデュースバーグの説を紹介した。この説の大きな特徴は、現在の発がん理論のほとんどが発がんの場としてＤＮＡを考えており、ＤＮＡ抜きで発がんを論ずることは一種の異端とみられるほど発がんにおけるＤＮＡの役割は決定的なものと考えられている。このような状況のなかでデュースバーグはベンツピレンなどの発がん物質が細胞分裂装置を形成するタンパク質に結合してこれらを不安定にさせて染色体の異数化をひき起こして細胞がん化へ導くという考えを強く主張しており、そこにＤＮＡの突然変異は必要ないとしている。

渡邉らも染色体の異数化の重要性に注目しており、これは細胞のがん化によって生じたものというよりも、がん化の最初の引き金として重要な役割をもつ可能性を考えている。そしてデュースバーグが細胞分裂装置のタンパク質に作用するものとしてベンツピレンなどの発がん物質を考えているのに対して、渡邉らは恐らくそこに長寿命ラジカルの役割を考えていると思われる。この分野での今後の研究の進展が望まれる。

2　フリーラジカル発がん説

フリーラジカル発がん説は著者が長年主張しているものであり、この説について述べることにする。発がんメカニズム研究の現状について独自に総括を試みる以上、自らも一つの主張をもつべきであり、その意味で自説を提示して批判を仰ぐのは著者としての義務と考えるからである。

著者は一九五〇年から六二年までの一二年間京大工学部福井（謙一）研究室で量子化学を専攻し、研究に従事した。その間、一九五二年に福井先生がフロンティア電子理論（のちフロンティア軌道論と呼ぶ）を提示され、それを発がんメカニズムの研究に適用するよう指示されてがん研究の世界に入ったことについては前に述べた。

ここでフロンティア理論について簡単に説明すると、化学反応は分子内のすべての電子が同等に寄与するのではなく、特定の電子（または軌道）が特別に重要な役割を果たすことを福井博士が発見し、これをフロンティア電子（または軌道）と呼んだ。この発見によって化学反応の実験結果がよく説明できるだけでなく、未知の反応を予測することも可能となり、化学の世界に革命的な進歩をもたらした。この業績に対して一九八一年のノーベル化学賞が授与された。

福井研究室では研究の心構えとしていろいろのことを学んだが、そのいくつかを挙げれば、他人の研究の真似事をしない、流行にとらわれない、そして最も大切なこととして基礎をきっちりと固めて研究を進めるといったことなどである。研究の世界に入って初めての研究室の雰囲気は研究者の一生を通じて大きな影響をもつといわれるが、著者も研究を始めた福井研究室でその方向づけがなされたように思う。

発がんメカニズム殿堂の礎石としての研究

一九六二年に国立がんセンター研究所に移り、生物物理部を主宰することになったとき、著者が最も心を砕いたのは、流行を追わず基礎を固めた研究に徹するということであった。量子化学という地味な分野から飛び込んだ当時のがん研究の世界は、マスコミの大きな関心の対象になっていて、研究者もそれに応えるかのような世間受けのする研究や、打ち上げ花火式の研究に走る傾向があり、それらと一線を画することの必要さを痛感したからである。

著者が心に決め、研究室でも常々語ったのは、いまの段階で発がんメカニズムの壮大な殿堂を築くかのような考え方や研究方法などをとるべきではなく、将来発がんメカニズムの殿堂が築かれたとき、それを支える礎石の一つになるような確かな研究をするということであった。たといいま評価されなくても、三〇年、四〇年後、二一世紀になったときに消え去ることなく自説の存在価値を示せるような研究を進めようということであった。幸いにも、著者らが一九六〇年代から八〇年代にかけて生物物理部で進めた発がん物質からのフリーラジカル生成の研究は、新しい世紀を迎えた現在、発がんメカニズム研究の世界でその存在を主張できる立場にあると著者は自負している。

理論（京大）から実験（国立がんセンター）へ

福井研究室ではまず最初にベンツピレンなど芳香族炭化水素系化合物のフロンティア電子密度（電子密度は分子内の電子の分布）を計算し、それと実験的に得られている発がん性との関連を調べる理論研究を進めた。その結果、化合物の特定の領域の電子密度と発がん性との間に密接な関連のあることがわかった。その結果をまとめて、一九五五年に米国がん学会の機関誌「キャンサー・リサーチ」に投稿し、受理掲載された。これは同誌に理論研究が掲載された最初の例となった。「キャンサー・リサーチ」は当時も現在もがん研究の分野で最も権威ある学術誌であり、現在ではわが国からの論文も多く掲載されるようになったが、当時は日本からの論文は年間一、二報しかない状態であった。そのこともあって、著者らの論文の掲載はわが国の医学界にかなりのインパクトを与え、著者が一九六二年に異分野の工学部から国立がんセンター研究所に移るときのバリアを低めるのに一つの役割を果たしたことは確かである。

芳香族炭化水素だけでなく、アゾ化合物、アセチルアミノフルオレン、4-ニトロキノリン-1

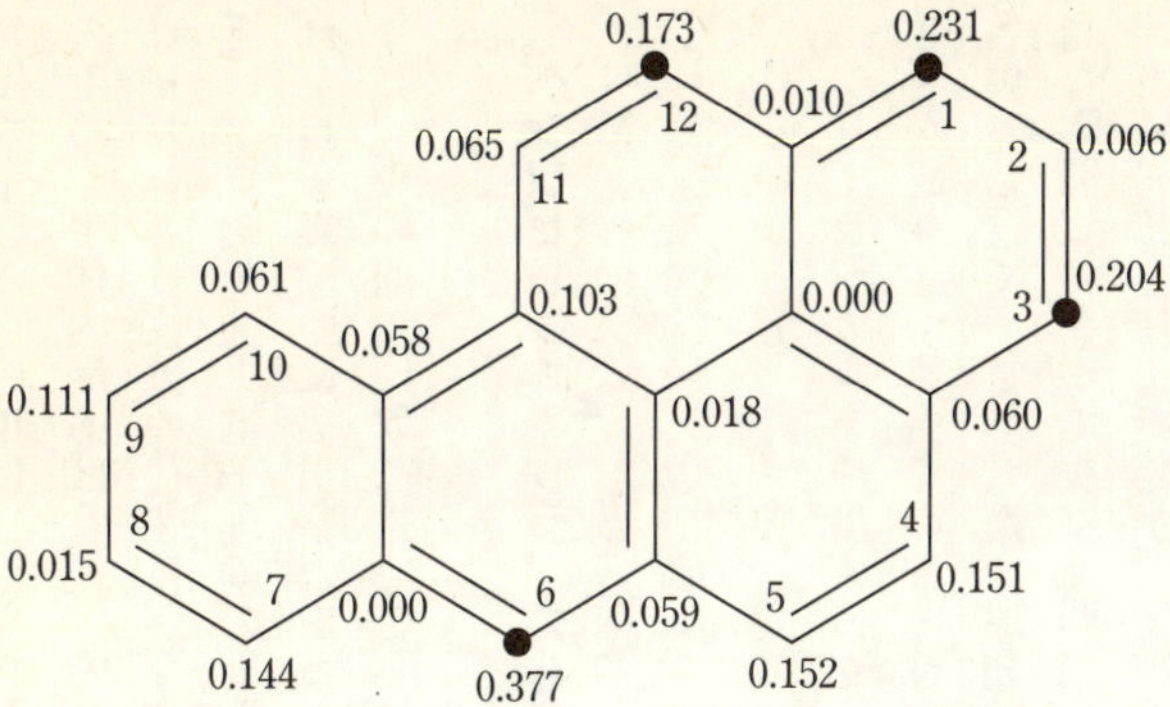

図Ⅷ－２　ベンツピレンのフロンティア電子密度

－オキシド（分子構造は図Ⅷ－7参照）など、当時実験結果が得られていた化合物についてフロンティア電子密度の計算を行い、実験結果との対応を調べた。その結果、すべての化合物について分子内のある位置の電子密度の大小が発がん性と密接に関連することを見出し、それぞれ学術誌に報告した。

さて、ベンツピレンといえば一般によく知られた有名な発がん物質であり、研究の世界では発がん物質の横綱といわれるほど重要な物質である。そこで著者もまずベンツピレンのフロンティア電子密度の計算を行った。図Ⅷ－２にみられるように、分子内で6位置の電子密度が最も大きく、フロンティア電子理論によると化学反応は圧倒的にこの位置に起こりやすいことを予測する。実際、ニトロ化反応をはじめすべての化学反応はこの位置に起こることが実験的にわかっていて、理論と実験は完全に一致している。

ところが、当時がん研究者たちがベンツピレンの生体内での代謝体をいくら詳しく調べても6位置の代謝体はどうしても検出することができなかった。そのため、生体内反応は試験管内反応と異なるのではないかという意見すらあった。こうしてベンツピレンの6位置の代謝体がなぜ見つからないかということは当時の一つの謎となっていた。著者はフロンティア電子理論の立場に立つ限り6位置の代謝体が生成しないはずはないと考え、それを自ら実験的に検出したいと考えた。幸い一九六二年に国立がんセンター研究所に移ることになり、この問題に取り組むことになった。

ベンツピレンオキシラジカルの発見

ベンツピレンの6位置の代謝体が検出されないのは、生成した代謝体が何かほかの形すなわち、紫外スペクトルや蛍光スペクトル法など通常の方法では検出できない形に変わっているからではないかと考えた。そして最も可能性の高いものとしてフリーラジカルを予想した。

フリーラジカルを検出するためには電子スピン共鳴（ESR）装置という大型機器を導入する必要があり、予算面でいろいろの困難に直面した。しかし、がん研究は基礎研究こそ重要であるという信念で一貫された中原和郎所長の強力な支持があり、さらに新設間もない研究所全体の活発な雰囲気のなかで次々と問題は解決されてESR装置の導入が実現した。

当時、ESR法で発がん物質の代謝体を検出する試みは世界で初めてのことであり、試料作製

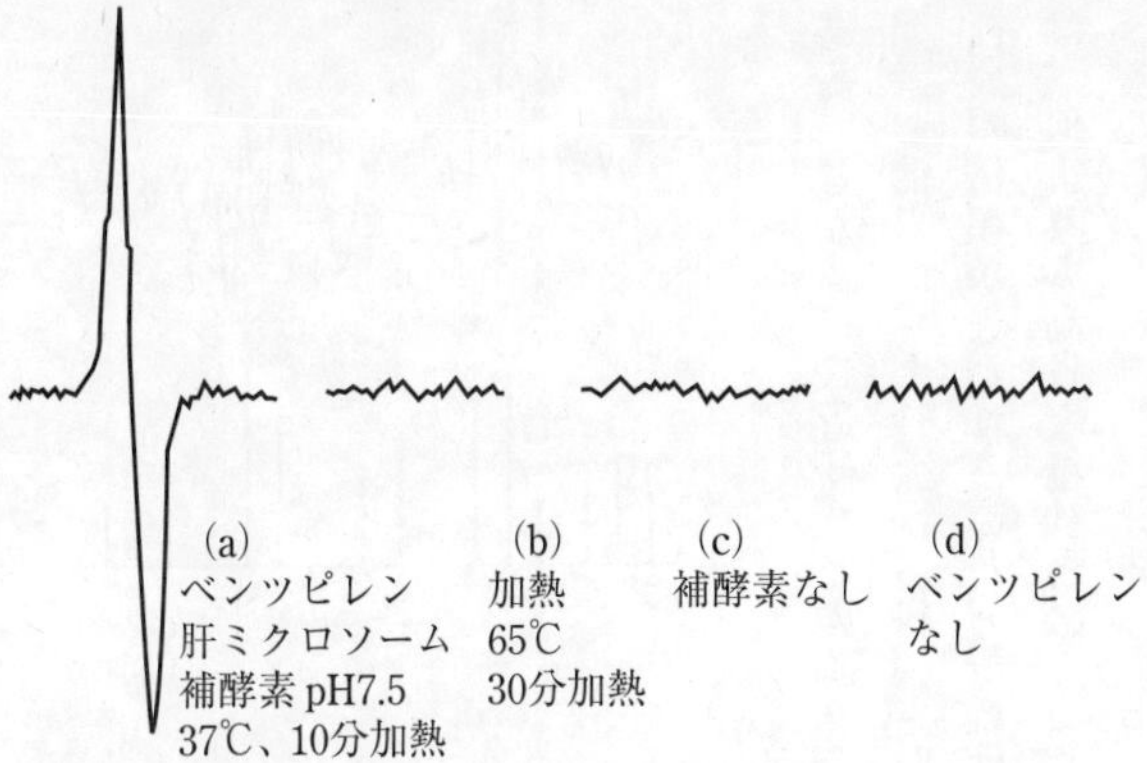

図Ⅷ－３　肝ミクロソーム中の代謝酵素によりベンツピレンから生成したフリーラジカル

など標準的な方法論がないため、自分たちで工夫するほかなく、研究室内で種々検討し試行錯誤をくり返して独自の方法を確立した。ここではこれらの方法の詳細は省き、大筋だけ述べれば、ラットの肝臓から代謝系P－450を含むミクロソーム画分を取り出し、これとベンツピレンを混ぜて37°に加温して酵素反応を起こさせ、代謝されたベンツピレンを取り出してESR測定用の試料を作製した。

こうして、得られた試料をESR装置に挿入して測定する段階になったとき、はたしてフリーラジカル生成を示すシグナルが記録紙の上に現れるかを期待を伴う緊張感をもって見つめた。そして実際紙面にフリーラジカルの存在を示すシグナルが画かれたときの喜びはいまでも忘れることができない（図Ⅷ－３ⓐ）。「研究とは発見である」といわれる。研究者にとって事の大小を問わず、新しいことを発見することこそ何にも

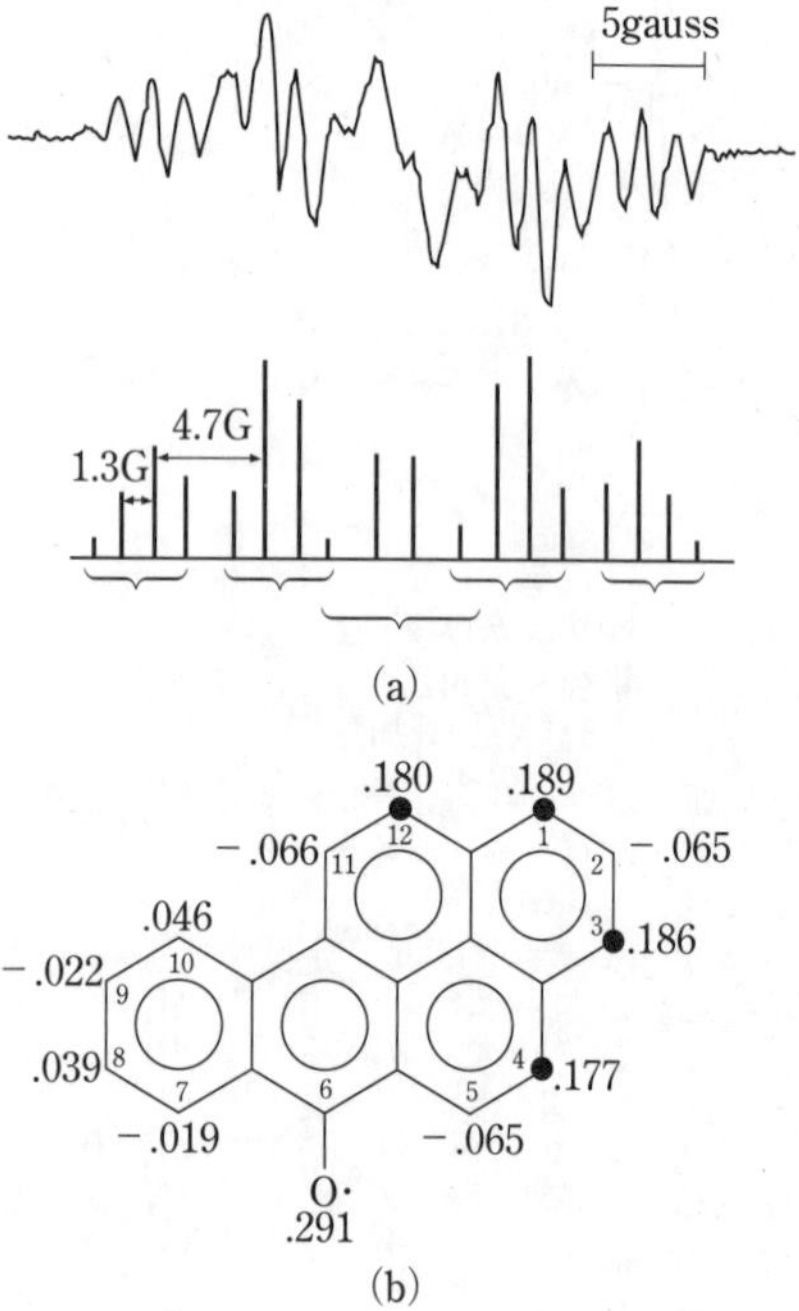

図Ⅷ－４　(a)ＥＳＲシグナルの微細構造、(b)６－オキシベンツピレンラジカルの電子スピン密度

まして大きな喜びであり、このためにこそ研究者は日々努力しているのである。ベーコンは、人間の行為のなかで偉大な発見をもたらすことに勝るものはないと言っており、ひたすら真理を求めて研究に没頭できる喜びの前には一切の世俗的なものは問題でないはずである。しかるに最近研究者の論文データの捏造《ねつぞう》や研究費の不正流用などが相次いで報道され、研究者お前もか、と社会から糾弾されている。このような一部の不正の故に研究と研究者に対する社会の信頼が失われることを著者は最も恐れる。大自然の神秘を明かすことを責務とする研究者は、何よりも高貴な精神と謙虚な心を失ってはならず、それを失ったときは自ら研究の場を去るべきであり、そのことを厳しく指摘しておきたい。

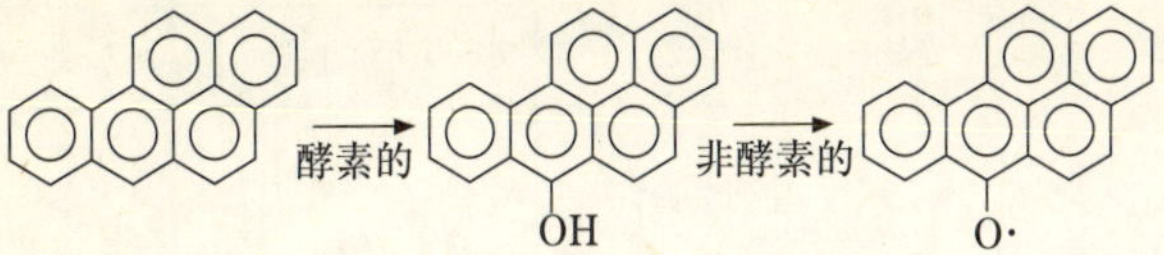

図Ⅷ－５　ベンツピレン(a)からの6－ヒドロキシベンツピレン(b)の酵素的生成とそれのベンツピレンオキシラジカル(c)への非酵素的変化

さて、ＥＳＲシグナル（図Ⅷ－３(a)）は検出されたものの、これが本当にベンツピレンから酵素的に生成したものかどうかはまだわからないし、酵素反応とは無関係な単なるノイズにすぎない可能性もある。そこで酵素を加熱して不活化した場合にはフリーラジカルのシグナルはまったくないこと(b)、また酵素反応に必須の補酵素を除いたときもシグナルがみられないことを確かめた(c)。さらに、(a)と同じ酵素反応をベンツピレンを除いた状態で行わせたときもシグナルはみられなかった(d)。これによって(a)でみられたシグナルは明らかにベンツピレンから酵素反応で生成したフリーラジカルであることが確認された。

こうして生成したフリーラジカルは確かにベンツピレンの代謝で生成したものであることがわかったが、つぎの問題はその構造を決定することである（図Ⅷ－４）。ＥＳＲシグナルはフリーラジカルの化学構造に由来するものであり、したがってＥＳＲの精度を上げて測定すると、フリーラジカルの構造を反映した微細構造に分かれる（図Ⅷ－４(a)）。そこでこのような微細構造を出すフリーラジカルは

化合物	フリーラジカル生成	発がん性
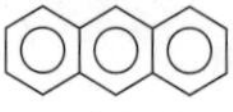 アントラセン	—	なし
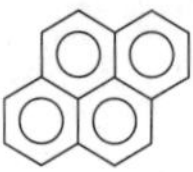 ピレン	—	なし
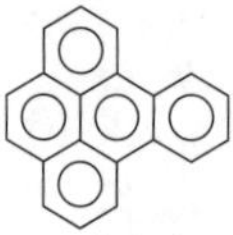 ベンゾ(e)ピレン	—	なし
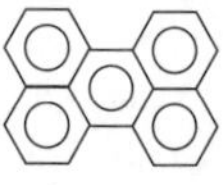 ペリレン	—	なし

図Ⅷ－6　発がん性のないものはフリーラジカル生成なし

どんなものかを予想し、いくつかの構造についてスピン密度（一個の不対電子の分布）を計算し、それと図Ⅷ-4(a)の微細構造と比較対照した。

　その結果、6位置に酸素添加した6-オキシベンツピレンラジカルのスピン密度が(a)の微細構造とよく対応することがわかった。すなわち1、3、4、12の四つの位置のスピン密度が分子中最も大きく、これらによって図Ⅷ-3の一本のシグナルが五本の微細構造に分かれることが理論的に結論される。さらに、つぎにスピン密度の大きい2、5、11の三つによって五本のそれぞれがさらに四本ずつに分かれて(a)のような微細構造になることがわかった。これは実際は二〇本の微細構造から成るが、真ん中付近でシグナルが重

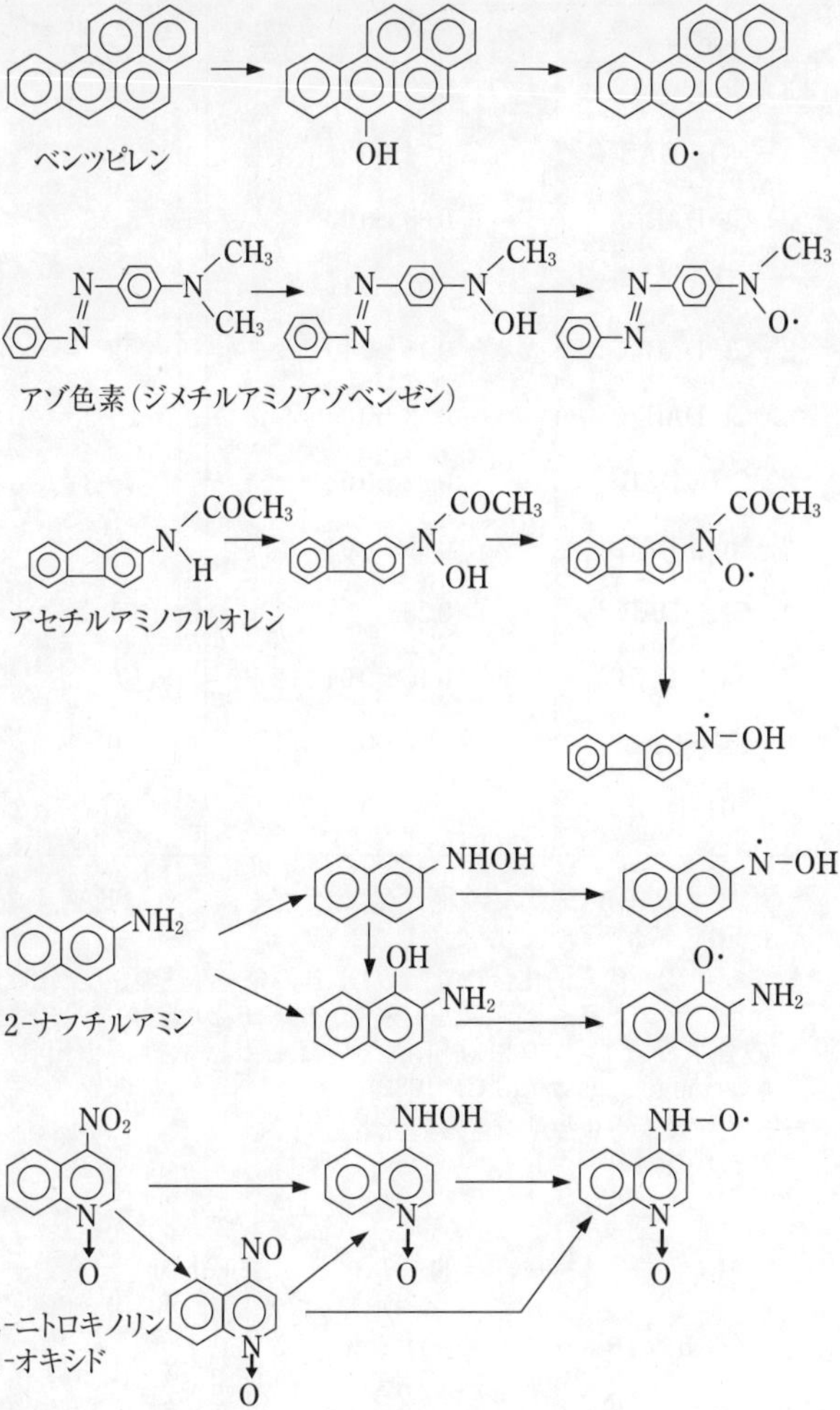

図Ⅷ－７　　各種発がん剤からの代謝的（酵素反応による）フリーラジカル生成

化合物	フリーラジカル生成量*	発がん性**
3′-CH_3-DAB	0.80±0.15	10〜12
3′-NO_2-DAB	0.74±0.21	5 (9)***
3′-Cl-DAB	0.60±0.07	5〜6
DAB	0.52±0.11	6
2′-Cl-DAB	0.45±0.10	2
4′-Cl-DAB	0.43±0.05	1〜2
2′-CH_3-DAB	0.32±0.08	2〜3
2′-NO_2-DAB	0.29±0.04	3
4′-CH_3-DAB	0.26	<1
4′-NO_2-DAB	0.15±0.04	0
2-CH_3-DAB	〜0	0
4′-OH-DAB	〜0	0

* 生成フリーラジカルの絶対量ではなく、それに比例するESRシグナルの大きさで示したもの

** アゾ色素の代表的化合物であるDABの発がん性の強度（1000mgでラットに肝がん発生）を便宜的に6とし、他の化合物の強度をそれとの相対値で表したもの（木村、永田他、Carcinogenesis 3, 1393, 1982）

*** 5より大きく9と見積もる研究者もいる

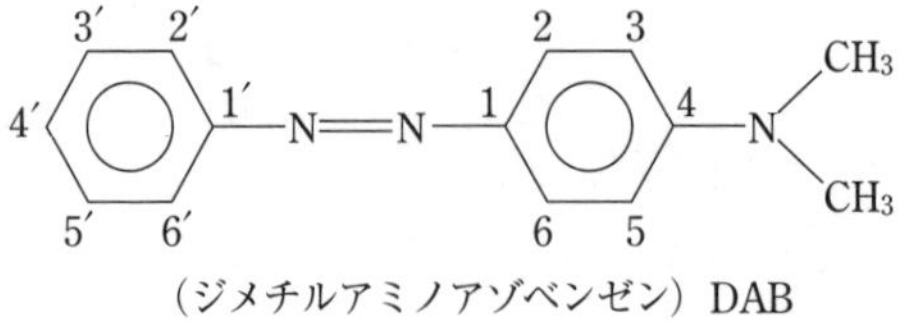

（ジメチルアミノアゾベンゼン）DAB

表Ⅷ-1　ＤＡＢおよびその誘導体からの酵素的フリーラジカル生成量と発がん性

なったため一八本になっている。こうして、予想どおりベンツピレンの6位置の代謝体がフリーラジカルの形で検出された。いままで6位置の代謝体が検出されなかったのは、6位置にまず水酸化が起こって6-ヒドロキシベンツピレンが生成するが（図Ⅷ-5(b)）、これは不安定で直ちにフリーラジカルに変わるため、通常の方法では検出されなかったことがわかった（図Ⅷ-5(c)）。

フリーラジカル生成と発がん性

ベンツピレンからフリーラジカルが生成することがわかったが、これと発がん性との関連を知るためにＤＮＡとの結合を調べ、フリーラジカルの形でＤＮＡに共有結合で固く結びつくことがわかった。このことが発がんとどう関連するかはまだわからないが、あとで述べるフリーラジカル生成とカップルして生成する活性酸素とともになんらかの役割を果たすものと考えている。

フリーラジカル生成が発がんにどのように関与するかを知る一つの方法は一連の化合物についてフリーラジカル生成と発がん性の並行関係をみることである。もしそこに密接な関係がみられれば、発がんメカニズムにフリーラジカルが関与する可能性が考えられる。そこで、まず芳香族炭化水素系について両者の関連を調べ、調べた限り発がん性を示す化合物はすべてフリーラジカルを生成した。一方、発がん性のないものからの生成にはみられなかった（図Ⅷ-6）。

芳香族炭化水素と並んで詳しい研究がなされているアゾ化合物についてもフリーラジカル生成

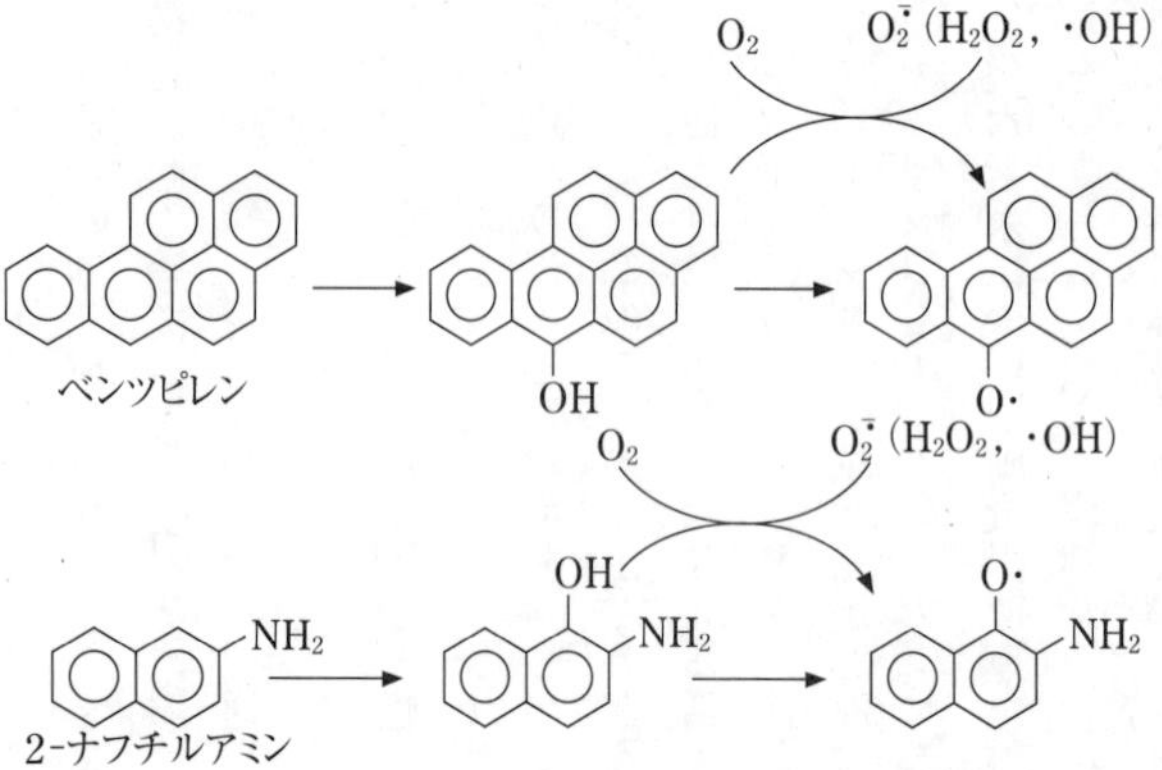

図Ⅷ-8　ベンツピレンおよび2-ナフチルアミンからのフリーラジカル生成と活性酸素同時生成のスキーム

を調べ、発がん実験の結果とよく並行することがわかった（表Ⅷ-1）。アゾ化合物については発がん性の相対的強度を数値化できるほど詳しい研究がなされているが、表にみられるように、フリーラジカル生成量とこれらの発がん性の強弱との間にはかなり良好な並行関係がみられた。

このほか、主要な発がん物質であるアセチルアミノフルオレン、ヒト膀胱がんの原因となる2-ナフチルアミン、4-ニトロキノリン-1-オキシドなどからもフリーラジカルが生成することがわかった。これらの結果をまとめて図Ⅷ-7に示す。

フリーラジカル生成に伴う活性酸素生成

フリーラジカル生成反応は、分子内の一個の電子の移動で起きる、いわゆる一電子反応によるが、この反応とカップルして必ず酸素分子中の一個の電子

化合物	H_2O_2	O_2^-	フリーラジカル生成	発がん性
N-ヒドロキシアミノアゾベンゼン	+	+	+	+
N-ヒドロキシ-モノメチルアミノアゾベンゼン	+	+	+	+
N-ヒドロキシ-1-ナフチルアミン	+	+	+	+
N-ヒドロキシ-2-ナフチルアミン	+	+	+	+
2-アミノ-1-ナフトール	+	+	+	+
1-アミノ-2-ナフトール	+	+	+	+
1-アミノ-4-ナフトール	+	+	+	−
1-アミノ-5-ナフトール	−	−	−	−
1-アミノ-6-ナフトール	−	−	−	−
1-アミノ-7-ナフトール	−	−	−	−
2-アミノ-3-ナフトール	−	−	−	−
1-ナフチルアミン	−	−	−	−
2-ナフチルアミン	−	−	−	−
1-ナフトール	−	−	−	−
2-ナフトール	−	−	−	−

表Ⅷ－2　芳香族アミンからのフリーラジカル生成、活性酸素生成ならびに発がん性との相関

が関与して酸素ラジカル、つまり活性酸素が生成する。例としてベンツピレンと2－ナフチルアミンについてそのスキームを示す（図Ⅷ－8）。

このようにして同時生成するフリーラジカルと活性酸素が発がん性とどの程度関連するかをアミン系化合物について調べた。表Ⅷ－2にみられるように、フリーラジカルと活性酸素生成は一つの例外を除いてすべての化合物について発がん性ときれいな対応関係がみられた。このことから、発がん化学物質からのフリーラジカル生成と活

性酸素生成が発がんメカニズムに重要な役割を演ずる可能性が十分考えられる。この意味で今後発がんメカニズムが解明されたとき、その壮大な殿堂の一つの礎石としてフリーラジカルと活性酸素生成が存在し得ると著者は確信している。

3　がん幹細胞説

がん幹細胞とは何か

がん幹細胞説は発がんに関する最も新しい説であり、一九九〇年代後半から今世紀に入って現在活発に研究が進められている分野である。将来この説が発がんメカニズムのなかでどのような地歩を占めるかは今後の研究を待たねばならないが、がんの研究、治療の両面で大きなインパクトを与えることは間違いないと著者は考える。そのことは二〇〇六年の「医学のあゆみ」の特集「癌幹細胞」をみれば十分首肯できる。以下この特集とそこで引用された論文のいくつかを参照しながらこの説を簡単に説明する。

はじめにがん幹細胞とは一体何かということであるが、それにはまず幹細胞について知る必要がある。正常組織にはそれぞれに特有の幹細胞が存在し、分化と自己複製をくり返しながら組織の恒常性を維持している。通常の細胞は消化を司る胃細胞、代謝を司る肝細胞というように分化してそれぞれの機能を営んでいるが、幹細胞は未分化の細胞で、いろいろの機能を営む細胞に分化する能力をもっている。この能力を利用して各種の臓器をつくり、それらを用いて免疫抵抗性のない臓器移植が可能になるとして、いま再生医療の分野で活発な研究が進められていることはよく知られている。

がん組織のなかにも幹細胞的性質をもち、自己複製能、多分化能、無限分裂能をもつ細胞集団が存在することがわかり、これらは正常幹細胞ががん化したものでがん幹細胞と名づけられた。がん幹細胞は一九九七年に急性骨髄性白血病で初めて同定され、その後乳がん（二〇〇三年）、脳腫瘍（二〇〇四年）、肺がん（二〇〇五年）、および前立腺がん（二〇〇六年）などの固形がんでも報告された（カッコ内は同定年）。

このように白血病で同定されてからわずか一〇年しか経っていないし、固形がんの同定はすべて今世紀に入ってからということからみて、この分野の研究がいかに新しい分野かということがわかる。実際、白血病を別にして固形がんについてはほとんどがまだマウスなどを用いた動物実験の段階である。あまりにも新しい分野のため、一切の前兆なしにこれが突如現れたかのようにみえるが、実は一九六〇年代から腫瘍形成能をもつのはがん組織中のごく一部の細胞に限られるという考えがあり、この線上に具体的な形でがん幹細胞の研究が出てきたのである。

このような新しい研究分野のため、現在のところがん研究の主流からは程遠く、人びとの大きな関心の対象になっているわけでもない。しかし、これはがんの研究と治療に大きな変革と発展をもたらす可能性があり、ここにその概要を説明することとする。

がん研究と治療へのインパクト

がん研究への最も大きなインパクトは、がん化する細胞は組織に存在する少数の幹細胞であり、これががん化してがん幹細胞になると考える点である。これは体細胞のすべてが一様にがん細胞になる可能性をもつという現在の主流をなす考えに対してまったく異なる概念を提起するものである。別の言い方をすれば、分化した細胞ががん化するという主流の考えに対して、未分化の幹細胞ががん化するというものである。

Ⅰ章で述べたように、がん細胞は統一体の秩序を乱す無法者として定義されるが、このことはがん幹細胞説でも同じであり、秩序を乱す無法者という点は変わらない。しかし体を構成する六〇兆個の細胞すべてががん化の可能性をもつとする現在の考え方に対して、組織のなかの一部にすぎない幹細胞だけががん化の可能性をもつというがん幹細胞説は基本的に異なる。これはがんについての現在の主流をなす考え方に大きな変革を迫るものともいえる。このような重大で大胆な主張をするには十分に確かな根拠がなければならないが、それは一体どのようなものなのだろうか。それはがん組織がヘテロジェナス、つまり不均一であるという事実をよく説明できるということである。現在のがん研究の主流の考えは、がんは一個の正常細胞が悪性化し、それが分裂をくり返してできたモノクローナルな細胞集団であるというものである。この考えによればがん組織は均一なホモジェナスなものでなければならないが、実際のがん組織は不均一でヘテロジェナスなものであり、このことはよく知られた事実である。たとえば一つのがん組織の中に高分化能をもつ細胞と低分化能のものが混在するほか、抗がん剤や放射線に対する耐性や抵抗性の異なる細胞が混在する。がんが一個の細胞に由来するモノクローナルなものという考えではこのような不均一性を説明するのは難しい。これに対して、いろいろの細胞に分化する能力をもつ幹細胞に由来すると考えれば、このことが矛盾なく説明できるのである。

また、細胞全体ががん化の可能性をもつというのと、特定の一部の細胞だけががん化するという考え方とでは発がんに関わる細胞の種類と数も異なることになる。現在、多くの研究者が体を構成する六〇兆個の細胞を対象にして、その中で起きる突然変異の割合から発がんの確率を計算することがいろいろ試みられている。しかし、がん化するのは六〇兆個の細胞ではなく、ごく限られた細胞ということになれば、これらの計算は根拠を失うことになる。この点でがん幹細胞説は発がんメカニズムの分野でも大きなインパクトを与えることになる。

さらにがん幹細胞説はがん治療の面でも注目されている。というのは、幹がん細胞は抗がん剤や放射線に対する治療感受性の異なる細胞に分化する能力をもっており、現にいまがん治療で経験している薬剤耐性や放射線抵抗性の細胞の存在は、がん幹細胞を考えればよく理解できる。またがん幹細胞はごく少数でがんをつくる強い活力をもっており、抗がん剤や放射線治療のあと再発するのは、これらの細胞が生き残るからと考えることができる。このようにがん幹細胞はがんの再発、さらに転移の原因をなしている可能性があり、がん幹細胞をターゲットにした治療によってがんの根治が可能になるかもしれない。この意味でがん幹細胞の研究はがんの治療との関係でとくに活発な研究がなされているが、発がんメカニズムの研究にも極めて大きなインパクトを与えることは言うまでもない。

発がんメカニズムの研究についてのその他の説として以上の三つを取り上げて説明したが、これらのほかにも発がんについてはいろいろの視点に立った取り組みが行われている。なかでも免疫とがんの関係は多くの人の大きな関心の対象となっており、とくに免疫療法はがん治療のなかの重要な分野を形成している。これとともに、発がんメカニズムに関する免疫学的研究も現在進行中であり、今後の進展を期待したい。

あとがき

著者ががん研究の世界に入った一九五〇年代から現在に至る半世紀をふり返ってみると、その間の変化の大きさにいまさらながら驚かされる。

最も大きなものはがん死亡数の増加である。結核と対比してみると、一九五〇年の死亡数が結核一二・二万人に対してがんは半分の六・四万人であったものが、六〇年には三・二万人と九・四万人と大きく逆転した。この増加が社会的にも大きな関心を呼び、一九六二年の国立がんセンター設立を促した。その後、一九八八年に結核が四〇〇〇人以下に減少した年に、がんは二〇万人を超え、その後も増え続けていまでは三〇万人を超えて死亡原因の一位を占めるに至った。

一方、研究の分野も動物実験による新しい発がん物質の探索が主流であった一九五〇〜六〇年代から、七〇〜八〇年代になるとヒトのがんの原因としてタバコや食物・栄養が大きく浮かび上がってきた。その結果、ライフスタイルの改善によるがん予防が大きな関心事となった。がん予防の具体論については、とくに食事・栄養との関連で栄養学が重要であるが、それは著者の守備範囲を超えるので本書では触れなかった。がん予防についてはたくさんの本が出ているが、それらのなかで著者は三石巌著『成人病は予防できる』（阿部出版、二〇〇六年）の一読を薦める。

本書最終章で発がんメカニズムと関連して著者らの研究を取り上げたが、そこで出てくるフリーラジカルや活性酸素は、発がんだけでなく、がん予防とも密接に関連する。というのは、酸素ラジカルによる酸化ストレスがいまヒトのがんの大きな原因の一つと考えられており、そこにがん予防を考える上での大きな鍵があるからである。

こうしてがん予防とまったく無関係に行われた著者らの研究が、時の経過のなかでがん予防と深く関わることになるとはまったく予想しなかったことである。基礎研究は一見人びとの生活とまったく関係のない、いわゆる役に立たない研究にみえても、いつの日か必ずその成果は人びとのより良い生き方に寄与することは歴史の示すところである。著者らの研究もそのささやかな一例となったことに研究者としての喜びを感じている。

本書で紹介した著者らの研究は、国立がんセンター研究所生物物理部の総力を挙げて行われたものであり、ここにいちいち名は挙げないが、全員の努力の成果である。ただ、田頭勇作、児玉昌彦両博士の存在はとくに大きくここに記しておきたい。なお、本書をわかり易く読み易いものにする上で中谷淳史氏に種々有益な助言を頂いたことに感謝する。

著　者

参考図書

「IARC Monographs on the evaluation of the carcinogenic risk of the chemicals to humans」19, 1979

『がん細胞の誕生』朝日選書　黒木登志夫　一九八三年

『分子および電子レベルからみたがん発生の機構』サイエンス社　永田親義　一九八二年

『ヒトのガンはなぜ生じるか』講談社ブルーバックス　永田親義　一九八七年

『がん化のメカニズム』読売科学選書　児玉昌彦　一九八七年

『活性酸素の話』講談社ブルーバックス　永田親義　一九九六年

『ウイルスとガン』岩波新書　畑中正一　一九八一年

『ガン遺伝子を追う』岩波新書　高野利也　一九八六年

『がん遺伝子に挑む』上、下　東京化学同人　N・エインジャー　野田洋子・野田亮訳　一九九一年

『遺伝子で診断する』PHP新書　中村祐輔　一九九六年

『公共事業をどうするか』岩波新書　五十嵐敬喜　小川明雄　一九九七年

『がん研究レース』岩波書店　ロバート・ワインバーグ　野田亮・野田洋子訳　一九九九年

『ガン遺伝子を追いつめる』文春新書　掛札堅　一九九九年
『がんをつくる社会』共同通信社　ロバート・N・プロクター　平澤正夫訳　二〇〇〇年
『がん遺伝子を追う』朝日新聞社　マイケル・ウォルドホルツ　大平裕司訳　二〇〇二年
『食べ物とがん予防』文春新書　坪野吉孝　二〇〇二年
『これでわかるディーゼル排ガス汚染』合同出版　嵯峨井勝　二〇〇二年
「ディーゼル排気微粒子リスク評価検討会　平成一三年度報告」同検討会編　二〇〇二年
『がんになる人ならない人』講談社ブルーバックス　津金昌一郎　二〇〇四年
『アスベスト汚染と健康被害』日本評論社　森永謙二編　二〇〇五年
『厚生労働省平成16年度国民健康・栄養調査報告』第一出版　健康・栄養情報研究会編　二〇〇六年
「癌幹細胞」医学のあゆみ二一九巻三号　医歯薬出版　二〇〇六年

さくいん

〈た行〉

N.D.C.491.65　263p　18cm

ブルーバックス　B-1581

がんはなぜ生《しょう》じるか
原因と発生のメカニズムを探る

2007年12月20日　第1刷発行

著者　永《なが》田《た》親義《ちかよし》
発行者　野間佐和子
発行所　株式会社講談社
〒112-8001 東京都文京区音羽2-12-21
電話　出版部　03-5395-3524
販売部　03-5395-5817
業務部　03-5395-3615
印刷所　(本文印刷) 慶昌堂印刷株式会社
(カバー表紙印刷) 信毎書籍印刷株式会社
本文データ制作　講談社プリプレス制作部
製本所　有限会社中澤製本所

定価はカバーに表示してあります。

ISBN978-4-06-257581-2

発刊のことば

科学をあなたのポケットに

二十世紀最大の特色は、それが科学時代であるということです。科学は日に日に進歩を続け、止まるところを知りません。ひと昔前の夢物語もどんどん現実化しており、今やわれわれの生活のすべてが、科学によってゆり動かされているといっても過言ではないでしょう。

そのような背景を考えれば、学者や学生はもちろん、産業人も、セールスマンも、ジャーナリストも、家庭の主婦も、みんなが科学を知らなければ、時代の流れに逆らうことになるでしょう。

ブルーバックス発刊の意義と必然性はそこにあります。このシリーズは、読む人に科学的に物を考える習慣と、科学的に物を見る目を養っていただくことを最大の目標にしています。そのためには、単に原理や法則の解説に終始するのではなくて、政治や経済など、社会科学や人文科学にも関連させて、広い視野から問題を追究していきます。科学はむずかしいという先入観を改める表現と構成、それも類書にないブルーバックスの特色であると信じます。

一九六三年九月　野間省一

ブルーバックス　医学・薬学・人間・心理関係書 (I)

569 毒物雑学事典　大木幸介
573 健康のためのスポーツ医学　池上晴夫
731 男のからだ・女のからだ　Quark＝編
732 速読の科学　佐藤泰正
921 自分がわかる心理テスト　芦原 睦／桂 戴作＝監修
955 やる気を生む脳科学　大木幸介
976 関節はふしぎ　高橋長雄
992 鍼とツボの科学　神川喜代男
999 武道の科学　高橋華王
1008 心でおきる身体の病　芦原 睦
1021 人はなぜ笑うのか　志水 彰／角辻 豊／中村 真
1049 免疫と健康　野本亀久雄
1052 脳が考える脳　柳澤桂子
1063 自分がわかる心理テストPART2　芦原 睦＝監修
1083 格闘技「奥義」の科学　吉福康郎
1089 男は女より頭がいいか　J・ニコルソン　村上恭子＝訳
1093 ひざの痛い人が読む本　井上和彦／福島 茂
1110 薬の飲み合わせ　伊賀立二＝監修　澤田康文＝著
1117 リハビリテーション　上田 敏
1123 金属は人体になぜ必要か　桜井 弘
1138 活性酸素の話　永田親義

1143 腰痛・肩こりの科学　荒井孝和
1154 がんとDNA　生田 哲
1176 考える血管　児玉龍彦／浜窪隆雄
1180 分子レベルで見た薬の働き　平山令明
1184 脳内不安物質　貝谷久宣
1200 足の裏からみた体　野田雄二
1216 脳と心の量子論　治部眞里／保江邦夫
1222 遺伝子診断で何ができるか　奈良信雄
1223 姿勢のふしぎ　成瀬悟策
1225 タンパク質の反乱　石浦章一
1229 超常現象をなぜ信じるのか　菊池 聡
1230 自己治癒力を高める　川村則行
1231 「食べもの情報」ウソ・ホント　髙橋久仁子
1238 人は放射線になぜ弱いか 第3版　近藤宗平
1240 ワインの科学　清水健一
1244 脳の老化と病気　小川紀雄
1251 心は量子で語れるか　ロジャー・ペンローズ／A・シモニー／N・カートライト／S・ホーキング　中村和幸＝訳
1252 検証アニマルセラピー　林 良博
1258 男が知りたい女のからだ　河野美香
1269 脳と心をあやつる物質　生田 哲

ブルーバックス　医学・薬学・人間・心理関係書 (II)

ブルーバックス　生物関係書（II）